海南常用中药图志

主 编 田建平 李永辉 李军德

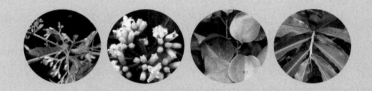

中国健康传媒集团

中国医药科技出版社

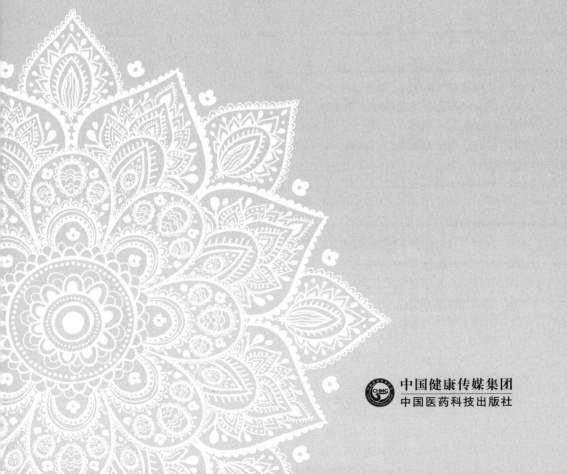

内容提要

　　本书在第四次全国中药资源普查的基础上，遴选151种海南常用中药，分别从别名、基源、分布、植（动）物形态、药材性状、药材粉末显微特征、采收加工、化学成分和性味功效方面进行阐述。同时配有原植（动）物图、药材图及药材粉末显微特征图，图文并茂，方便读者阅读。

　　本书可供从事中药资源研究与开发、栽培与鉴定等相关领域的人员参考使用。

图书在版编目（CIP）数据

　　海南常用中药图志 / 田建平，李永辉，李军德主编 . — 北京：中国医药科技出版社，2021.12

　　ISBN 978-7-5214-2905-3

　　Ⅰ . ①海…　Ⅱ . ①田…　②李…　③李…　Ⅲ . ①中药材—海南—图集　Ⅳ . ① R282-64

中国版本图书馆 CIP 数据核字（2021）第 239766 号

美术编辑　　陈君杞
版式设计　　也　在

出版　**中国健康传媒集团** | 中国医药科技出版社
地址　北京市海淀区文慧园北路甲 22 号
邮编　100082
电话　发行：010-62227427　邮购：010-62236938
网址　www.cmstp.com
规格　710 × 1000 mm $^1/_{16}$
印张　20
字数　350 千字
版次　2021 年 12 月第 1 版
印次　2021 年 12 月第 1 次印刷
印刷　三河市万龙印装有限公司
经销　全国各地新华书店
书号　ISBN 978-7-5214-2905-3
定价　**98.00 元**

获取新书信息、投稿、为图书纠错，请扫码联系我们。

编委会

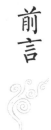

前言

　　海南岛地处热带北缘地带，水量充沛，地理环境优越，蕴藏着丰富的动（植）物资源。据第四次全国中药资源普查结果，全岛共分布维管植物 6000 余种，其中有 2500 余种药用植物。

　　为了更深入地研究这些中药，编者收集整理第四次全国中药资源普查过程中海南常用中药 151 种，分别从别名、基源、分布、植（动）物形态、药材性状、药材粉末显微特征、采收加工、化学成分和性味功效方面进行阐述。以期为海南常用药材的质量标准和药用资源的研究、开发提供科学参考，助力海南自由贸易港的建设。

　　编写本书过程中及野外采集药材、拍摄照片、显微鉴定工作皆得到了多位教师、同学的帮助，在此一并致谢！

　　由于编写时间仓促，书中难免存在不足和疏漏之处，敬请广大读者提出宝贵意见，以便再版时完善。

编　者

2021 年 10 月

目录

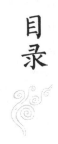

艾纳香
Ainaxiang

【别名】大风艾、牛耳艾、大风叶、冰片艾。

【基源】为菊科艾纳香属植物艾纳香 *Blumea balsamifera* (L.) DC. 的叶及嫩枝。

【分布】生于海拔 600 ~ 1000m 的林缘、河床谷地或草地上。分布于海南、福建、云南、贵州等地。

【植物形态】多年生草本或亚灌木。茎粗壮直立，高 1 ~ 3m，有分枝，密被灰褐色毛。叶短柄，叶片长椭圆状披针形，表面发皱，密生黄褐色短硬毛，背面密被黄褐色绢状绵毛。圆锥状头状花序；瘦果棱 5 条，被密柔毛。（图 1）

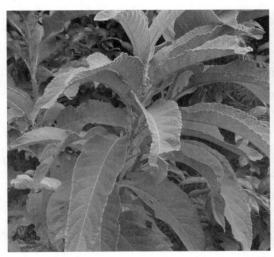
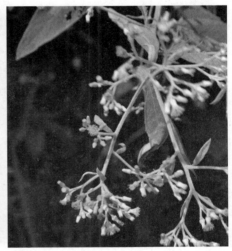

图 1　艾纳香

【药材性状】茎圆柱形，大小不一。表面灰褐色或棕褐色，具纵条棱，密生黄褐色柔毛。木质部松软，中央白色髓占大部分。干燥的叶略皱缩或破碎，边缘具细锯齿。叶腹面灰绿色或黄绿色，略粗糙，被短茸毛。背面密被灰白色茸毛。叶质脆。气清凉，香，味辛。（图 2）

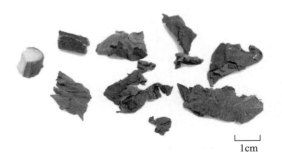

1cm

图 2　艾纳香药材图

【药材粉末显微特征】粉末灰绿色。气孔常为不等式；非腺毛 1 ～ 12 个细胞，节稍膨大，长 200 ～ 2500μm；腺毛 10 ～ 12 个细胞，少见，内含淡黄色的分泌物。导管网纹或螺纹；纤维多数，壁甚厚；石细胞和菊糖结晶极少见。（图 3）

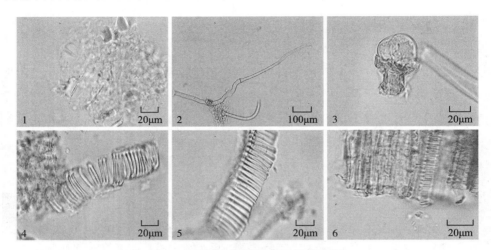

图 3　艾纳香药材粉末显微特征图

1. 不等式气孔；2. 非腺毛；3. 腺毛；4. 螺纹导管；5. 网纹导管；6. 纤维

【采收加工】于 12 月采收，先把落叶集中，再割取带叶的地上茎，鲜用或晒干。

【化学成分】叶主要成分为：①黄酮类，如（2R，3R）– 二氢槲皮素 –4′– 甲基醚、艾纳香内酯 A ～ C、艾纳香素、（2R，3R）–5′– 甲基 –3，5，7，2′– 四羟基黄烷酮等。②挥发油类，如龙脑、咖啡酸乙酯、花椒油素等。③其他成分，如豆甾醇、柚皮素、香叶木素、6，7– 二羟基香豆素等。

【性味功效】性温，味辛、微苦。祛风除湿，温中止泻，活血解毒。用于风寒感冒，头风头痛，风湿痹痛，寒湿泻痢，毒蛇咬伤，跌打伤痛，癣疮等。

巴戟天
Bajitian

【别名】鸡肠风、鸡眼藤、黑藤钻、三角藤、糠藤等。

【基源】为茜草科巴戟天属植物巴戟天 *Morinda officinalis* How 的干燥根。

【分布】野生于山谷、溪边或山林下，亦有栽培。分布于海南、广东、广西、福建等地。

【植物形态】缠绕或攀缘藤本。茎圆柱状，叶对生，全缘，下面沿中脉上被短粗毛。叶柄被粗毛；托叶鞘状。头状花序，花冠管内面密生短毛，通常4深裂。雄蕊4枚；子房下位，4室。浆果近球形。（图1）

【药材性状】根扁圆柱形，略弯曲，长短不等，直径0.5～2cm。表面灰黄色或暗灰色，具纵纹及横裂纹，皮部可见横向断离露出木质部。质韧，断面皮部易与木部剥离。木部坚硬，黄棕色，直径1～5mm。气微，味甘、微涩。（图2）

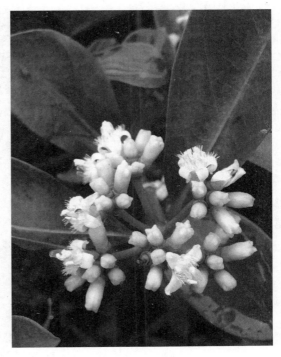

图1 巴戟天

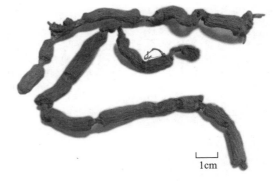

1cm

图2 巴戟天药材图

【药材粉末显微特征】粉末淡紫色或紫褐色。纤维管胞长梭形，具缘纹孔导管淡黄色，直径至105μm，具缘纹孔细密，纹孔口斜缝状或相交成人字形、十字形，可见螺纹导管。石细胞淡黄色，类圆形、类方形、类长方形、长条形或不规则形，有的层纹明显，纹孔

及孔沟明显。草酸钙针晶多成束存在于薄壁细胞中，针晶长至184μm；还可见草酸钙方晶和木栓细胞。（图3）

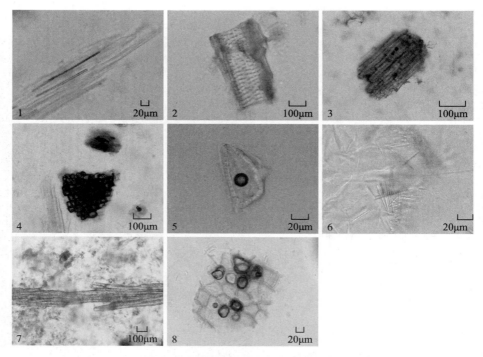

图3 巴戟天药材粉末显微特征图

1. 木纤维（纤维管胞）；2. 具缘纹孔导管；3. 螺纹导管；4，5. 石细胞；
6. 草酸钙针晶束；7. 草酸钙方晶；8. 木栓细胞

【采收加工】栽种6～7年即可采收。秋、冬季采挖，挖出后，摘下肉质根，洗去泥沙，在阳光下晒至五六成干，轻轻打扁，再晒至全干即成。

【化学成分】①蒽醌类：甲基异茜草素、大黄素甲醚、1-羟基蒽醌、1-羟基-2-甲基蒽醌等。②环烯醚萜：水晶兰苷、四乙酰车叶草苷等。③其他成分：葡萄糖、甘露糖、维生素C、十九烷等。

【性味功效】性微温，味甘、辛。补肾阳，强筋骨，祛风湿。用于阳痿遗精，宫冷不孕，月经不调，少腹冷痛，风湿痹痛，筋骨痿软。

菝葜叶
Baqiaye

【别名】金刚根、金刚藤、假萆薢、白土苓、冷饭巴、马加勒等。

【基源】为百合科菝葜属植物菝葜 *Smilax china* L. 的干燥叶。

【分布】生于海拔 2000m 以下的林下、灌丛中或山坡上。分布于我国华东、华南地区及台湾等地。

【植物形态】落叶攀缘灌木。茎细长，具倒生或平出疏刺。叶互生，全缘，3～5脉。伞形花序腋生；花单性，雌雄异株，花被片6，2轮；雌花子房上位3室，柱头3裂。浆果球形，熟时红色，被粉霜。（图1）

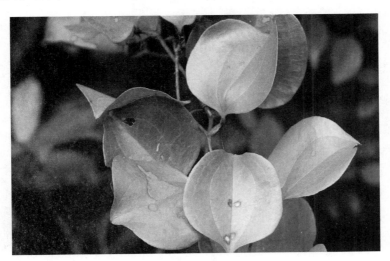

图 1 菝葜

【药材性状】叶皱缩，完整叶展平后为圆形乃至广椭圆形，长5～7cm，宽2.5～5cm。全缘，3～5脉，腹面黄褐色，背面深绿色。叶柄下部两侧具2条卷须。气微，味淡。（图2）

【药材粉末显微特征】粉末浅棕红色。表皮细胞壁U形弯曲；气孔常为不等式；纤维成束，细胞壁较厚，直径

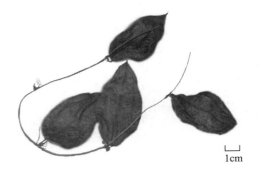

图 2 菝葜叶药材图

12 ～ 20μm；导管网纹，可见草酸钙针晶。（图3）

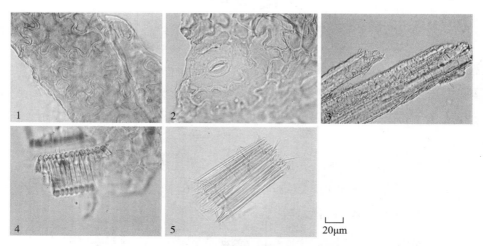

20μm

图3 菝葜叶药材粉末显微特征图

1. 表皮细胞；2. 不等式气孔；3. 纤维；4. 网纹导管；5. 草酸钙针晶束

【采收加工】秋季末至次年春季采挖，除去须根及泥沙，洗净，切片或块，晒干。

【化学成分】主要成分为芦丁。

【性味功效】性平，味甘、微苦、涩。利湿去浊、祛风除痹，解毒散瘀。用于小便淋浊，带下量多，风湿痹痛，疔疮痈肿。

白背叶
Baibeiye

【别名】白鹤叶、白面戟、白面风、白桃叶等。

【基源】为大戟科野桐属植物白背叶 *Mallotus apelta*（Lour.）Muell. Arg. 的根或叶。

【分布】生于山坡或山谷灌木丛。分布于云南、广西、湖南、江西、福建、广东、海南等地。

【植物形态】小乔木或灌木，高 2 ～ 3m，小枝、叶柄均被白色密毛。单叶互生。圆形穗状花序生枝顶，雄花在上，雌花在下。蒴果球形，密生软刺，被白色星状柔毛。种子黑色，近球形。（图 1）

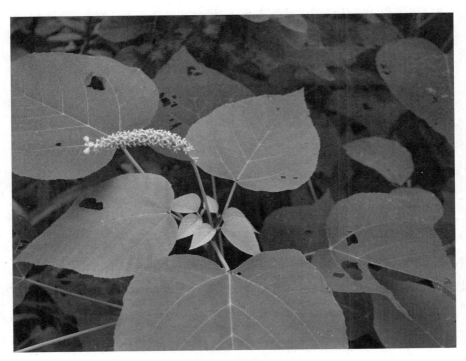

图 1　白背叶

【药材性状】主根圆锥形，横切面为近圆形或椭圆形，支根 3 ～ 5 条，周皮黄褐色，皮较薄，可撕离。质地坚硬，不易折断，断面纤维性。木质部淡黄白色，密布小孔，具放射状纹理。干燥叶卷曲破碎，完整叶展平后为宽卵形，腹面灰绿色，背面灰白色，有灰白色茸毛。气微，味微苦。（图 2）

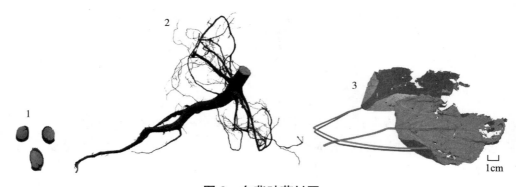

图2 白背叶药材图

1.根横切面；2.根；3.叶

【药材粉末显微特征】

（1）叶 灰绿色。表皮细胞多边形，气孔平轴式或不定式；星状毛多数，基部为1～4个细胞，上部为多个单细胞分枝，先端渐尖。纤维长而多折断；螺纹导管。（图3）

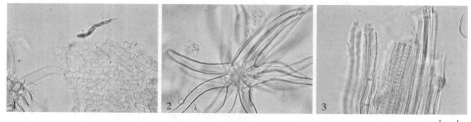

图3 白背叶药材粉末显微特征图（叶）

1.气孔；2.星状非腺毛；3.螺纹导管和纤维

（2）根 黄白色或浅灰黄色。薄壁细胞类方形或多边形，壁微木化，垂周壁连珠状增厚；内含黄色或红棕色物。纤维成束，壁厚，周围薄壁细胞草酸钙方晶成行排列。具缘纹孔导管多见。草酸钙簇晶单个散在或成行排列于薄壁细胞中。（图4）

【采收加工】全年可采挖，挖取根部，除去须根及泥沙，洗净，鲜用或切片晒干。白背叶鲜用或晒干。

【化学成分】主要成分为紫花牡荆素、木犀草素-7-葡萄糖苷、四羟基-甲氧基黄酮α-D-葡萄糖苷、牡荆定碱、维生素C等。

【性味功效】性平，味微苦、涩。柔肝活血，健脾化湿，收敛固脱。用于慢性肝炎，肝脾肿大，子宫脱垂，脱肛，白带，妊娠水肿；外用于中耳炎，疖肿，跌打损伤，外伤出血等。

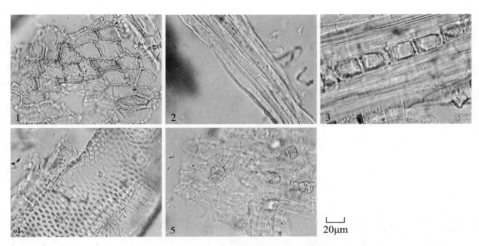

图4　白背叶药材粉末显微特征图（根）

1.薄壁细胞；2.木栓纤维；3.草酸钙方晶；4.具缘纹孔导管；5.草酸钙簇晶

白豆蔻
Baidoukou

【别名】多骨、壳蔻、白蔻、百叩、叩仁等。

【基源】为姜科豆蔻属植物白豆蔻 *Amomum kravanh* Pierre ex Gagnep. 的干燥果实。

【分布】原产于柬埔寨、泰国。我国云南、广东、海南有少量引种栽培。

【植物形态】茎丛生，株高 3m。叶片卵状披针形，无毛，近无柄；叶舌圆形；叶鞘口及叶舌密被长粗毛。穗状花序自根茎发出，苞片具明显的方格状网纹；唇瓣椭圆形，基部具瓣柄；雄蕊下弯；子房被长柔毛。蒴果近球形，有 7～9 条浅槽及若干略隆起的纵线条，分三瓣组成；种子芳香。（图 1）

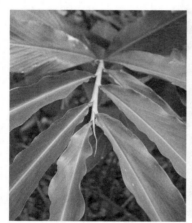
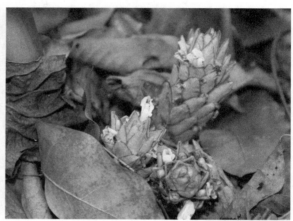

图 1　白豆蔻

【药材性状】果实类球形，直径 1.2～1.8cm，表面为黄白色至淡黄棕色，具 3 条纵向槽纹和具隆起的 25～32 条纵纹，一端有小突起，另一端具果柄痕。果皮轻脆，常纵向裂开为 3 室，每室约包含 10 粒种子，呈不规则多面体，种子表面颜色呈暗棕色，残留有假种皮，质坚硬，断面白色，富油性。气芳香，味辛凉。（图 2）

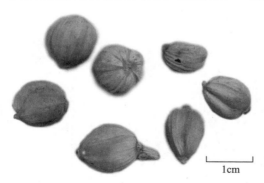

1cm

图 2　白豆蔻药材图

【药材粉末显微特征】粉末淡棕色或红

灰色。种皮表皮细胞表面观长条形；下表皮细胞长方形或多角形，常与种皮表皮细胞上下层垂直排列；胞腔内含黄棕色或红棕色色素块；油细胞类方形；内种皮厚壁细胞表面观大多呈五角形或六角形，壁厚，非木化，胞腔内硅质块；有假种皮细胞、色素细胞、外胚乳细胞（呈类长方形），内含淀粉粒、草酸钙方晶；内胚乳细胞含糊粉粒、油滴等。石细胞近三角形；有梯纹导管。（图3）

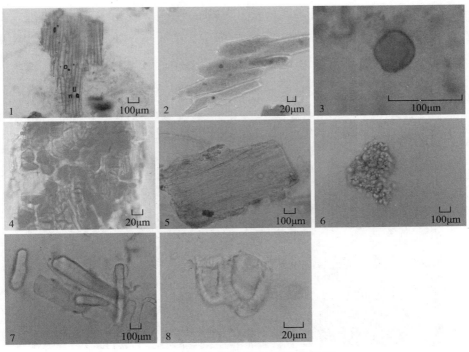

图3 白豆蔻药材粉末显微特征图

1.种皮表皮细胞；2.下表皮细胞；3.油细胞；4.内种皮碎片；5.外胚乳细胞；
6.淀粉粒；7.内胚乳细胞；8.石细胞

【采收加工】10～12月果实呈黄绿色尚未开裂时采收，除去残留的果柄，晒干。

【化学成分】主要成分为挥发油类：1,8-桉叶素、β-蒎烯、α-蒎烯、丁香烯、龙脑乙酸酯、4-松油烯醇等。

【性味功效】性温，味辛。化湿行气，温中止呕，开胃消食。用于湿浊中阻，不思饮食，湿温初起，胸闷不饥，寒湿呕逆，胸腹胀痛，食积不消。

白花丹
Baihuadan

【别名】白花藤、乌面马、黑面马、一见消、白皂药等。

【基源】为白花丹科白花丹属植物白花丹 *Plumbago zeylanica* L. 的干燥地上部分。

【分布】主要分布于我国西南地区及海南、福建、台湾、广东、广西等地。

【植物形态】常绿半灌木，高约1～3m，直立，多分枝；叶薄，长卵形。穗状花序，常含花25～70枚；具苞片；花萼先端有5枚三角形小裂片，花冠白色或微带蓝白色。子房椭圆形，蒴果长椭圆形，淡黄褐色；种子红褐色。（图1）

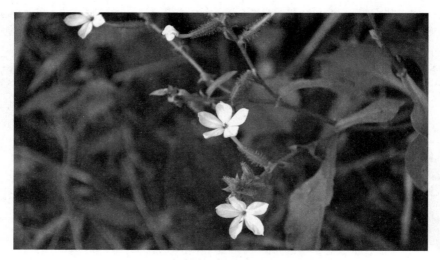

图1　白花丹

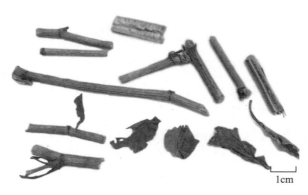

1cm

图2　白花丹药材图

【药材性状】茎圆柱形，表面黄绿色至淡褐色，节明显，具较多细纵棱；质硬，易折断，断面皮部呈纤维状，淡棕黄色。髓部白色。叶片多皱缩，完整者展平后为长圆状卵形。腹面深绿色，背面浅绿白色。气微，味辛辣。（图2）

【药材粉末显微特征】粉末黄绿色。叶表面细胞呈类方形或多角形，气孔环式；腺鳞圆形，由6～8个细胞组成；非腺毛多细胞组成，具长柄，长方形；薄壁细胞近圆形；纤维细长，先端钝或呈梭状，胞腔及孔沟明显；石细胞胞腔细小。（图3）

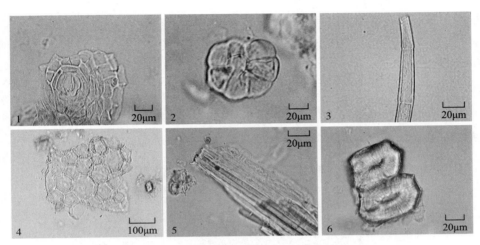

图3 白花丹药材粉末显微特征图

1.环式气孔；2.腺鳞；3.非腺毛；4.薄壁细胞；5.纤维；6.石细胞

【采收加工】秋季采收，连根挖出，洗净泥土、稍晾晒，趁鲜切成1～2cm长，晒干、烘干、备用。鲜叶仅供外用。

【化学成分】①全草主要成分为：白花丹素、β–谷甾醇、香草酸。②根主要成分为：白花丹素、3–氯白花丹素、茅膏醌、毛鱼藤酮等。③地上部分主要成分为：3,6′–双白花丹素、羽扇豆醇、α–香树脂醇和β–香树脂醇等。

【性味功效】性微温，味苦；有毒。祛风除湿，行气活血，解毒消肿。花、根用于风湿，气虚；全株用于腹痛，绞肠痧，虚弱，睾丸炎，慢性关节痛，牙痛，麻风病等。鲜叶外敷用于跌打损伤，扭挫伤；根、叶治骨折，软组织损伤，皮下瘀血肿痛等。

白花蛇舌草
Baihuasheshecao

【别名】蛇舌草、蛇针草、蛇总管、了哥利、竹叶草等。

【基源】为茜草科耳草属植物白花蛇舌草 *Hedyotis diffusa* Willd. 的干燥全草。

【分布】生于潮湿的田边、路旁。分布于我国福建、广东、香港、广西、海南、安徽、云南等地。

【植物形态】一年生无毛纤细披散草本，高 15～50cm，根细长，分枝，白花。茎略带方形或扁圆柱形，从基部发出，多分枝。种子棕黄色，细小，具 3 个棱角。（图 1）

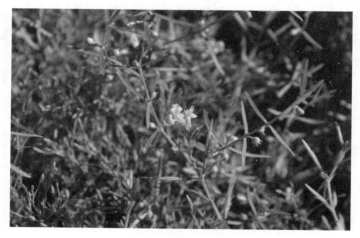

图 1　白花蛇舌草

【药材性状】全草缠绕成团，灰绿色或灰棕色。茎细而卷曲，质脆易折断，中央有白色髓部。叶灰黄色，多破碎，极皱缩，易脱落；有托叶。花腋生，花梗上着生花一朵。气微，味淡。（图 2）

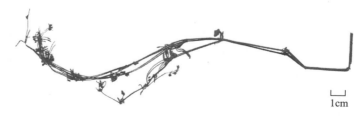

1cm

图 2　白花蛇舌草药材图

【药材粉末显微特征】粉末灰黄色。叶表皮细胞近长方形或多角形，垂周壁平直；平轴式气孔长圆形。主为螺纹导管，直径 15 ～ 30μm。草酸钙簇晶存在于叶肉组织中，直径 12 ～ 15μm；草酸钙针晶多见，成束或散在。非腺毛圆锥形，由多细胞组成。花粉粒圆形，表面有很多刺，直径约 50μm。薄壁细胞近长方形。（图 3）

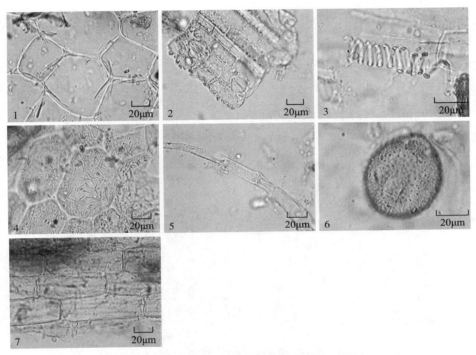

图 3　白花蛇舌草药材粉末显微特征图

1. 表皮细胞；2. 平轴式气孔；3. 螺纹导管；4. 草酸钙簇晶及草酸钙针晶；
5. 非腺毛；6. 花粉粒；7. 薄壁细胞

【采收加工】在果实成熟时，齐地面割取地上部分，除去杂质和泥土，晒干。

【化学成分】主要成分为车叶草苷、鸡屎藤次苷、2- 甲基 -3- 甲氧基蒽醌、熊果酸、β- 谷甾醇 -β- 葡萄糖苷、对羟基肉桂酸等。

【性味功效】性寒，味苦、淡。清热解毒，消痛散结，利尿除湿。尤善用于各种类型炎症。

白茅根
Baimaogen

【别名】兰根、茹根、地菅、地筋、茅根等。

【基源】为禾本科白茅属植物白茅 *Imperata cylindrica* Beauv. var. *major*（Nees）C. E. Hubb. 的干燥根茎。

【分布】全国大部分地区均产。

【植物形态】多年生草本。秆丛生直立，具 2～3 节，节上具柔毛。叶多丛集基部；叶鞘无毛，叶片线形或线状披针形。圆锥花序，小穗披针形，基部密生丝状柔毛，具小穗柄；雄蕊 2，花药黄色，长约 3mm；柱头 2 枚，颖果。（图 1）

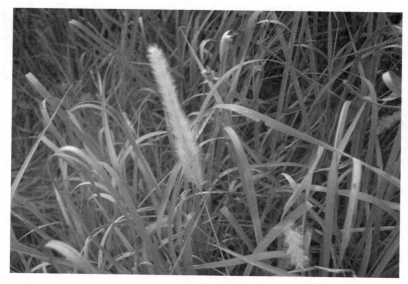

图 1　白茅

【药材性状】药材为长圆柱形，直径 0.2～0.4cm。表面黄白色或淡黄色，具较多纵皱纹，节间显著。体轻，质略脆，断面纤维性，白色，多裂隙。中柱淡黄色，易与皮部剥离。气微，味微甜。（图 2）

【药材粉末显微特征】粉末黄白色。内皮层细胞长方形，一侧壁甚薄，另一侧壁增

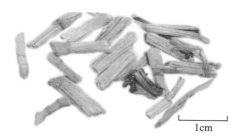

1cm

图 2　白茅根药材图

厚，层纹及孔沟明显；中柱鞘厚壁细胞类长方形；根茎茎节处中柱鞘细胞呈石细胞状，孔沟明显；此外有石细胞和木纤维。可见梯纹和网纹导管及单粒和半复粒淀粉。（图3）

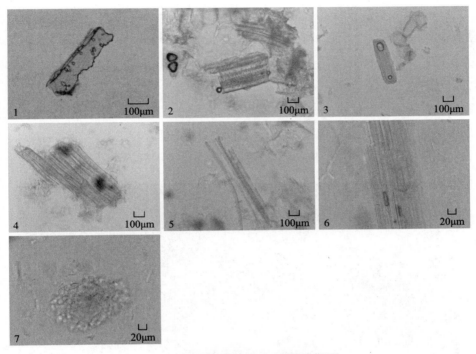

图3　白茅根药材粉末显微特征图

1.内皮层细胞（孔沟明显）；2.中柱鞘细胞（类石细胞样）；3.石细胞；
4.纤维；5.梯纹导管；6.网纹导管；7.淀粉粒

【采收加工】春、秋两季采挖，洗净，晒干，除去须根及膜质叶鞘，捆成小把。

【化学成分】主要成分为芦竹素、白茅素、羊齿烯醇、异乔木萜醇、乔木萜醇、羊齿烯酮等。

【性味功效】性寒，味甘。凉血止血，清热利尿。用于血热吐血，衄血，尿血，热病烦渴，湿热黄疸，水肿尿少，热淋涩痛。

半边旗
Banbianqi

【别名】甘草蕨、甘草凤尾蕨、半边莲、半边蕨、半凤尾草等。

【基源】为凤尾蕨科凤尾蕨属植物半边旗 *Pteris semipinnata* L. Sp. 的全草或根茎。

【分布】生于海拔 850m 以下的林下、溪边。分布于我国华南、西南地区及海南、浙江、江西、福建、台湾、湖南等地。

【植物形态】多年生草本，高 30 ～ 100cm。叶簇生；叶近革质，两面无毛；上部羽状深裂至叶轴，全缘，基部下延；下部约 2/3 处有近对生的半羽状羽片 4 ～ 8 对；叶脉明显。孢子囊群线形，连续排列于叶缘，子囊群盖线形，膜质。（图 1）

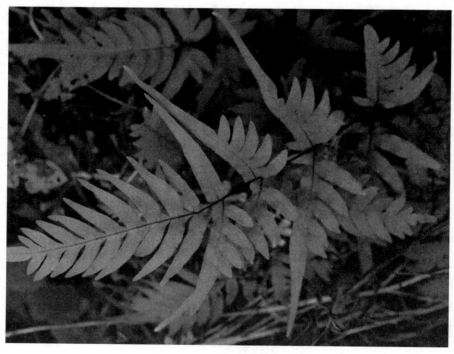

图 1　半边旗

【药材性状】干燥匍匐根茎短，须根多，密被披针形鳞片，质脆，断面不平整，木质部类白色，呈间断环状排列；叶柄粗壮，深褐色或黄色。叶革质，叶片两面无毛，卵状披针形，上部羽状深裂达于叶轴，裂片线形或椭圆形，全缘，基部下延，叶脉明显；孢子囊群线形，连续排列于叶缘。气微，味淡。（图 2）

【药材粉末显微特征】粉末灰绿色。叶表面观细胞垂周壁波状弯曲；气孔不等式或不定式。孢子极面观为类三角形，赤道面超半圆形；极轴长 26～38μm，赤道轴长 29～35μm。近极面观具 3 条裂缝，周壁上

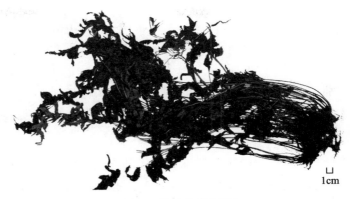

图 2　半边旗药材图

有瘤状突起。偶见单细胞非腺毛。根有梯纹和螺纹导管，纤维成束排列。（图 3 ）

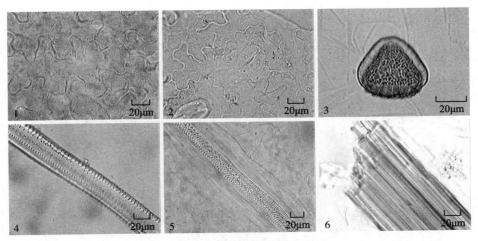

图 3　半边旗药材粉末显微特征图

1. 表皮碎片；2. 不等式气孔；3. 孢子；4. 梯纹导管（根）；5. 螺纹导管（根）；6. 纤维

【采收加工】全年可采，全草洗净，鲜用或晒干。根茎采挖后，除去叶须、根和鳞叶，洗净，趁鲜切片，干燥。

【化学成分】地上部分主要成分为：3- 羟基 -6- 羟甲基 -2，5，7- 三甲基 -1- 茚满酮、消旋 -11α- 羟基 -15- 氧代 -16- 贝壳杉烯 -19- 羟酸、消旋 -7α,9- 二羟基 -15- 氧代 -16（ S ）- 贝壳杉烷 -19,6- 内酯等。

【性味功效】性凉，味辛、苦；毒性很低。止血，生肌，解毒，消肿。用于吐血，外伤出血，发背，疔疮，跌打损伤，目赤肿痛等。

半枫荷
Banfenghe

【别名】翻白叶树、阴阳叶等。

【基源】为蕈树科半枫荷属植物半枫荷 *Semiliquidambar cathayensis* Chang 的干燥根。

【分布】分布于福建、江西、湖南、广东、海南、贵州等地。

【植物形态】常绿乔木，高约17m，胸径达60cm。叶簇生于枝顶，革质，异型，似枫叶。叶片不分裂者卵状椭圆形；开裂者为掌状3裂。雄花短穗状花序数个排成总状；雌花头状花序单生。头状果序，宿存萼齿比花柱短。（图1）

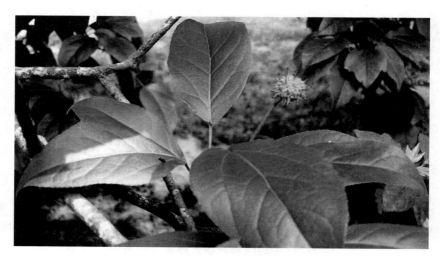

图1　半枫荷

【药材性状】根常切成不规则片块状。周皮表面灰褐色或红褐色，有纵皱纹及疣状皮孔。质坚硬。横切面皮部棕黄色，环纹密集。纵切面有纵向纹理及不规则的纵裂隙，纤维性。气微，味淡微涩。（图2）

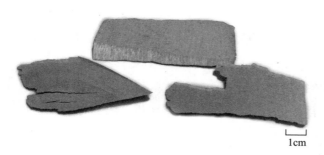

1cm

图2　半枫荷药材图

【药材粉末显微特征】粉末红棕色或褐色。木薄壁细胞类方形，壁不均匀增厚；木栓细胞多含红棕色物质；导管多为具缘纹孔导管，具缘纹孔细小，多2列；韧皮纤维淡黄色，壁极厚，边缘多呈波状。木纤维壁薄，有时可见纹孔；淀粉粒较少，单粒类圆形。可见椭圆形分泌腔。（图3）

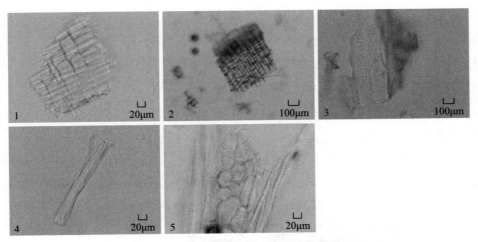

图3 半枫荷药材粉末显微特征图

1. 木薄壁细胞；2. 木栓细胞；3. 具缘纹孔导管；4. 纤维束；5. 分泌腔

【采收加工】全年可采，分别晒干。

【化学成分】主要成分为三萜类：齐墩果酸、3-羰基齐墩果酸、$2\alpha, 3\beta$-二羟基齐墩果酸、$2\alpha, 3\beta, 23$-三羟基齐墩果酸等。

【性味功效】性温，味涩、微苦。祛风止痛，除湿，通络。用于风湿痹痛，脚气，腰腿痛，偏头痛，半身不遂，跌打损伤。

蓖麻子
Bimazi

【别名】蓖麻仁、草麻子、大麻子、红大麻子。

【基源】为大戟科蓖麻属植物蓖麻 *Ricinus communis* L. 的干燥成熟种子。

【分布】广布于热带地区。我国华南和西南地区常有野生，各地有栽培。

【植物形态】一年生粗壮草本或草质灌木，小枝、叶和花序通常被白霜，茎多液汁。叶互生，掌状 7～11 裂，边缘具锯齿；叶柄粗壮中空。总状花序或圆锥花序。蒴果卵形或近球形，果皮具软刺或平滑；种子椭圆形。（图1）

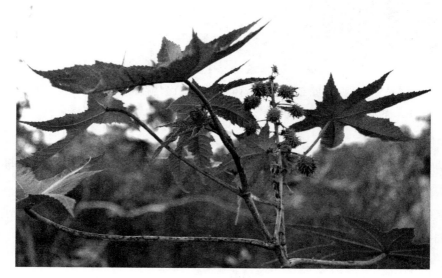

图1 蓖麻

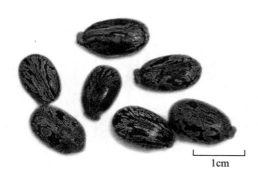

1cm

图2 蓖麻子药材图

【药材性状】种子卵形或椭圆状。表面光滑，被多种颜色的花斑纹。一面较隆起，另一面较平，种脊隆起；一端种阜突起，灰白色或浅棕色。种皮薄而脆。胚乳较肥厚，白色，油性足。气微，味微苦、辛。（图2）

【药材粉末显微特征】粉末灰黄色或黄棕色。草酸钙簇晶和脂肪油滴数量较

多，具有圆簇状结晶体，菊花形或圆球形，直径 8 ～ 20mm。纤维成束排列，具螺纹导管。（图 3）

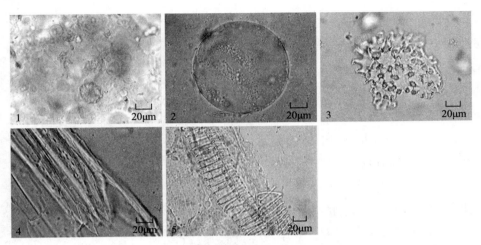

图 3　蓖麻子药材粉末显微特征图

1. 草酸钙簇晶；2. 油细胞；3. 圆簇状结晶体；4. 纤维；5. 螺纹导管

【采收加工】秋季采摘成熟果实，晒干，除去果壳，收集并晒干种子。

【化学成分】脂肪油（蓖麻油）中主要含：①挥发油类，如蓖麻油酸、亚油酸、油酸等。②蛋白类，如蓖麻毒蛋白 D、酸性毒蛋白、碱性毒蛋白等。③其他成分，如绿原酸、芦丁等。

【性味功效】性平，味甘、辛；有毒。泻下通滞，消肿拔毒。用于大便燥结，痈疽肿毒，喉痹，瘰疬。

薜荔
Bili

【别名】木莲藤、石壁莲、爬墙虎、石龙藤、木馒头、凉粉藤等。

【基源】为桑科榕属植物薜荔 Ficus pumila L. 的干燥藤叶和果实。

【分布】生于旷野树上、村边残墙破壁上或石灰岩山坡上。分布于我国华东、西南、华南等地区。

【植物形态】常绿攀缘或匍匐灌木。叶二型；营养枝上生不定根，叶小而薄，叶柄很短；繁殖枝上无不定根，叶较大，托叶2。叶片基出脉3条。花序托单生于叶腋，基生苞片宿存，密被长柔毛；雄花和瘿花同生于一花序托内壁口部，多数，排成数行；雌花生于另一植株花序托内壁。瘦果近球形，有黏液。（图1）

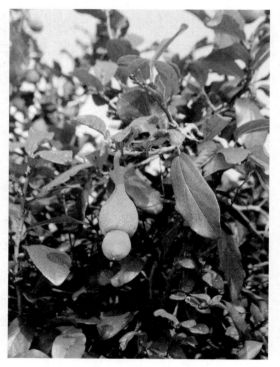

图1 薜荔

【药材性状】藤叶呈圆柱形，弯曲细长，直径 1～5mm，表面棕褐色，并散生有点状突起；质坚韧或脆，折断面黄色或黄褐色，髓部圆点状，黄白色，偏于一

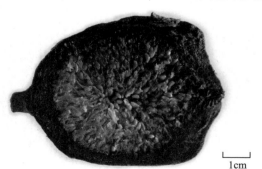

1cm

图2 薜荔药材图

侧。茎枝上叶互生，叶片椭圆形，常卷折，棕绿色，革质。果实呈鸡蛋状，表面有纵棱，基部凹陷。切开后呈椭圆形或三角形，气弱，味淡。（图2）

【药材粉末显微特征】粉末淡绿色。表皮细胞多角形。非腺毛由 10～12个细胞组成，圆形腺鳞和

长条形钟乳体数量较多，下陷于表皮细胞。棕红色细胞近长方形。具有较大胞腔的石细胞，纤维束散在排列，导管螺纹。（图3）

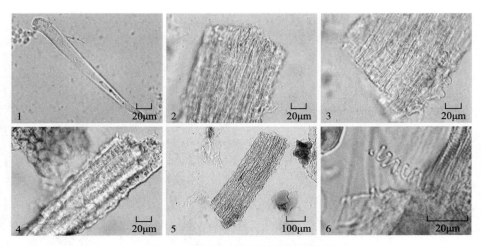

图3　薜荔药材粉末显微特征图

1. 非腺毛；2. 含腺鳞的纤维；3. 纤维和钟乳体；4. 石细胞；5. 纤维；6. 螺纹导管

【采收加工】5月下旬至6月上旬，当植株叶片开始枯黄、顶部种子呈黑色时，趁早晨露水未干时，收割地上部分，扎把，晒干脱粒，除去杂质即可。

【化学成分】本植物乙醇浸出液中主要含内消旋肌醇、芦丁、β-谷甾醇、蒲公英赛醇乙酸酯和β-香树脂醇乙酸酯。种子中含一种凝胶质样物质，可水解生成葡萄糖、果糖及阿拉伯糖。

【性味功效】藤叶性凉，味酸。祛风除湿，活血通络，解毒消肿。用于风湿痹痛，坐骨神经痛，泻痢，小便淋沥，恶疮，产后瘀血腹痛等。果实性平，味甘。补肾固精，活血通经，催乳，解毒消肿。用于肾虚遗精，乳汁不下，咽喉痛，痈肿，久痢，肠痔，脱肛等。

槟榔（大腹皮）
Binglang（dafupi）

【别名】宾门、槟楠、大白槟、大腹子、橄榄子、螺果等。

【基源】为棕榈科槟榔属植物槟榔 *Areca catechu* L. 的干燥成熟种子。干燥果皮入药称为大腹皮。

【分布】分布于我国海南、广西、云南、福建、台湾、广东等地。

【植物形态】乔木，高 10 ～ 18m。顶端叶丛生；羽状复叶。花序多分枝，有佛焰苞状大苞片，长达 40cm；花单性，雌雄同株；3 基数。坚果卵圆形或长圆形，长 5 ～ 6cm，花萼和花瓣宿存，熟时红色。（图1）

【药材性状】干燥种子圆锥形，高 1.5 ～ 3cm，最宽处直径 2 ～ 3cm，表面淡黄棕色，粗糙，有颜色较浅的凹网纹。质坚实，纵剖面可见外

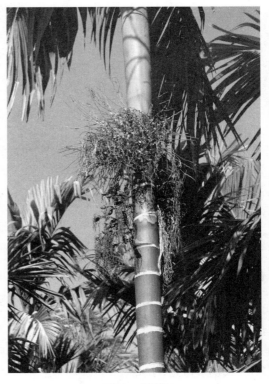

图 1　槟榔

侧棕色种皮向内折入，与乳白色胚乳交错，形成大理石样花纹。基部珠孔内侧有棕色小形胚。气微，味涩而微苦。（图2）

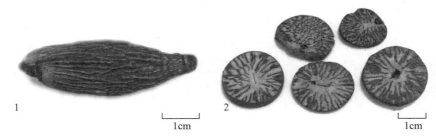

1

1cm

2

1cm

图 2　槟榔药材图（槟榔）

1. 槟榔果；2. 槟榔片

大腹皮（果皮）椭圆形或长卵形瓢状，外果皮深棕色，可见不规则纵皱纹及凸起横纹。内果皮凹陷，褐色或深棕色，光滑，如硬壳状。体轻，质硬，纵向撕裂后可见中果皮纤维。气微，味微涩。（图3）

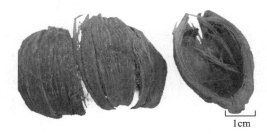

图3　槟榔药材图（大腹皮）

【药材粉末显微特征】粉末黄棕色。内胚乳碎片众多，完整的细胞呈不规则多角形或类方形，胞间层不甚明显；外胚乳细胞类长方形或作长条状，胞腔内充满红棕色至深棕色物。种皮石细胞类近椭圆形或三角形，纹孔裂缝状，有的胞腔内充满淡红棕色物。导管网纹；纤维成束排列，具较大纹孔，类圆形或矩圆形，直径 8 ～ 19μm。此外，大腹皮中可见很多近长方形的非腺毛和石细胞，偶有其周围细胞中含有圆簇状硅质块的中果皮纤维及内果皮细胞。（图4）

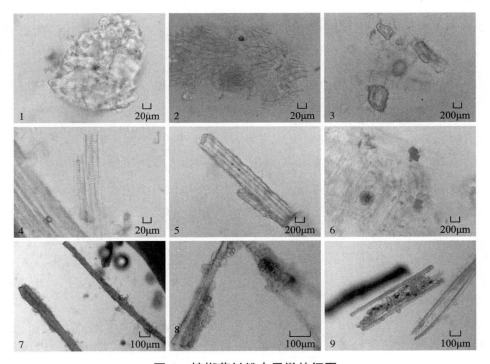

图4　槟榔药材粉末显微特征图

1. 内胚乳细胞；2. 外胚乳细胞；3. 种皮石细胞；4. 网纹导管；
5. 纤维；6. 棕色块；7. 非腺毛及纤维；8. 石细胞；9. 种皮石细胞和纤维

【采收加工】海南槟榔采收期一般从 8 月至翌年 4 月左右。果实达到每千克 24 ～ 32 个时即可采收。春季末至秋季初采收成熟果实,用水煮后,干燥,除去果皮,取出种子,干燥。

【化学成分】①生物碱类:主要含槟榔碱、槟榔次碱、去甲基槟榔碱、异去甲基槟榔次碱等。②脂肪酸类:月桂酸、肉豆蔻酸、棕榈酸、硬脂酸、油酸等。③其他成分:鞣质、甘露醇、半乳糖、槟榔红色素、脯氨酸等。

【性味功效】槟榔:性温,味苦、辛。杀虫,消积,行气,利水,截疟。用于绦虫病,蛔虫病,姜片虫病,虫积腹痛,积滞泻痢,里急后重,水肿脚气,疟疾。大腹皮:性微温,味辛。行气宽中,行水消肿。用于湿阻气滞,脘腹胀闷,大便不爽,水肿胀满,脚气浮肿,小便不利。

苍耳子
Cangerzi

【别名】葈耳实、羊负来、苍耳实、牛虱子、饿虱子等。

【基源】为菊科苍耳属植物苍耳 *Xanthium strumarium* L. 的干燥成熟带总苞的果实。

【分布】常生于平原、丘陵、荒野路边、田边。分布于我国大部分地区。

【植物形态】一年生草本，高 20～90cm。茎直立，被灰白色糙伏毛。叶互生；叶片三角状卵形，基出三脉。头状花序，成熟带瘦果的总苞坚硬，外面疏生带钩的总苞刺；瘦果 2，内含 1 颗种子。（图 1）

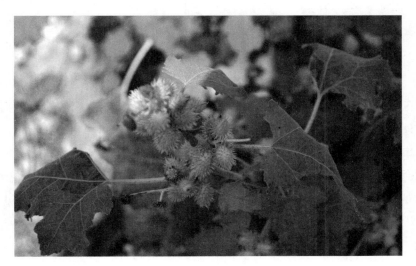

图 1　苍耳

【药材性状】果实纺锤形或卵圆形，黄棕色或黄绿色，全体具钩刺，先端有较粗的刺 2 枚。质硬而韧。种皮膜质，浅灰色，具纵纹；子叶 2，油性。气微，味微苦。（图 2）

【药材粉末显微特征】粉末黄色。纤维众多，成束或单个散在，多数呈细长棱形，壁较薄；少数较短，长约 255μm，壁稍厚，有明显的纹孔；网纹导管。非

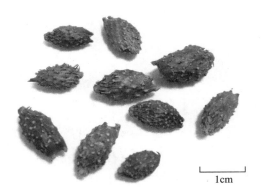

1cm

图 2　苍耳子药材图

腺毛圆锥形，子叶薄壁细胞含圆形油室。种皮细胞乳头状突起，淡黄色。（图3）

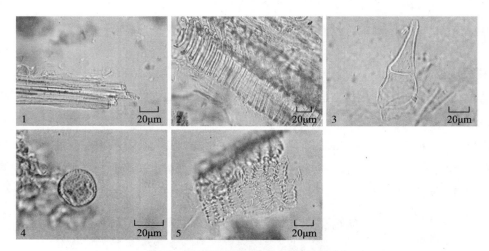

图3 苍耳子药材粉末显微特征图

1. 纤维；2. 网纹导管；3. 非腺毛；4. 油室；5. 种皮细胞乳头状突起

【采收加工】秋季果实成熟时采收，干燥，除去梗、叶等杂质。多炒黄去刺用。

【化学成分】主要含苍耳苷、黄质宁、苍耳明、咖啡酸、葡萄糖、氨基酸、延胡索酸、苹果酸、硫酸钙等。

【性味功效】性温，味苦、辛；有毒。散风寒，通鼻窍，祛风湿。用于风寒头痛，鼻塞流涕，鼻衄，鼻渊，风疹瘙痒，湿痹拘挛。

草豆蔻
Caodoukou

【别名】豆蔻、漏蔻、草寇、豆蔻子、大草寇等。

【基源】为姜科山姜属植物草豆蔻 *Alpinia katsumadai* Hayata 的干燥近成熟种子。

【分布】生于山地、疏林、沟谷、河边及林缘湿地。分布于广东、海南、广西等地。

【植物形态】多年生草本，株高 1.5～3m。叶片狭椭圆形，有缘毛；总状花序顶生，花序轴密被粗毛，小苞片乳白色；白色花萼钟状；花冠白色，花冠管先端 2 浅裂，边缘具缺刻；具侧生退化雄蕊；雄蕊 1 枚。成熟蒴果黄色。（图 1）

【药材性状】本品类球形，直径 1.5～2.5cm。表面灰褐色，中间黄白色隔膜将种子团分成 3 瓣。每瓣种子多数，联结紧密，种子团稍光滑。种子呈卵圆状多面体，外被淡棕色膜质假种皮，质硬；气香，味辛、微苦。（图 2）

【药材粉末显微特征】粉末黄棕色。

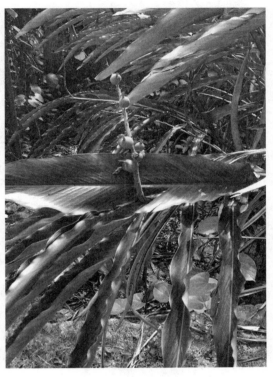

图 1　草豆蔻

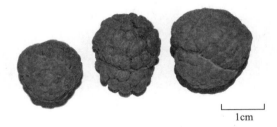

1cm

图 2　草豆蔻药材图

种皮表皮细胞表面观呈长条形，壁稍厚，常与下皮细胞上下层垂直排列；下皮细胞表面观长多角形或类长方形；色素层细胞皱缩，界限不清楚，含红棕色物，易碎裂成不规则色素块。油细胞散列于色素层细胞间，呈类圆形或长圆形。石细胞不规则，可见胚乳细胞。（图 3）

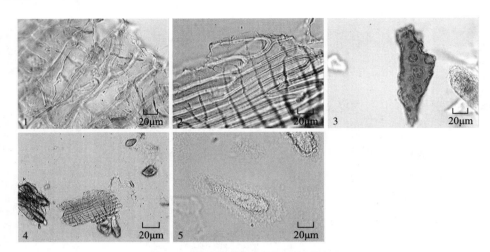

图3 草豆蔻药材粉末显微特征图

1. 种皮表皮细胞；2. 下皮细胞；3. 油细胞（散列于棕色色素细胞间）；4. 石细胞；5. 胚乳细胞

【采收加工】草豆蔻一般在种植后的第 3 年起开花结果，每年 8 月果实变黄时采收。果实晒至八九成干、果皮开裂时，剥去果皮，将种子团晒干。注意防潮。

【化学成分】种子主要含：①黄酮类化合物，如槲皮素、山柰酚、鼠李柠檬素、小豆蔻查耳酮等。②二苯基庚烷类化合物，如（5R）－反 －1, 7－ 二苯基 －5－ 羟基 －Δ^6－ 庚 － 烯 －3－ 酮、（3S, 5R）－3, 5－ 二羟基 －1, 7－ 二苯基庚烷等。③挥发油类化合物，如反 － 桂皮醛、桉叶素、芳樟醇、樟脑、龙脑等。

【性味功效】性温，味辛。燥湿行气，温中止呕。用于寒湿内阻，脘腹胀满冷痛，嗳气呕逆，不思饮食。

草海桐
Caohaitong

【别名】水草、水草仔等。

【基源】为草海桐科草海桐属植物草海桐 *Scaevola taccada*（Gaertn.）Roxb. 的鲜用或干燥地上部分。

【分布】常生于海边沙地上或海岸峭壁上。分布于我国海南、台湾、福建、广东、广西。

【植物形态】常绿灌木，枝直径 0.5～1cm，中空常无毛，但叶腋里密生一簇白色须毛。叶螺旋状排列，全缘或边缘波状，稍肉质。聚伞花序腋生；雄蕊 5 枚。核果卵球状。（图 1）

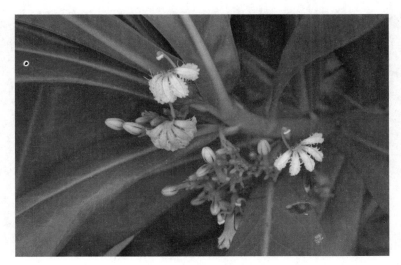

图 1　草海桐

【药材性状】茎圆柱形，具纵棱，棕黄色，直径 0.5～1cm，中空，通常无毛。叶常皱缩破碎，完整叶展平后为匙形至倒卵形，长 10～22cm，宽 4～8cm，无柄或具短柄，全缘或波状，无毛或背面有疏柔毛，稍稍肉质。有时可见腋生聚伞花序和球形果实。（图 2）

【药材粉末显微特征】粉末黄棕色。非腺毛锥形，常弯曲，长 40～120μm；气孔平轴式，副卫细胞 2 个。草酸钙簇晶散在排列；网纹导管和螺纹导管；纤维胞腔小；草酸钙针晶少见。（图 3）

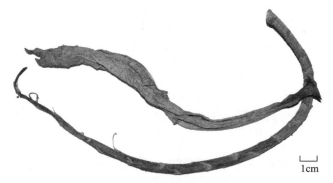

图2 草海桐药材图

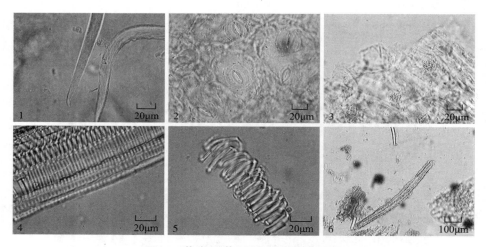

图3 草海桐药材粉末显微特征图

1. 非腺毛；2. 平轴式气孔；3. 草酸钙簇晶；4. 网纹导管；5. 螺纹导管；6. 纤维

【采收加工】全年可采，收割地上部分，除去杂质，鲜用或干燥入药。

【化学成分】叶片中主要含棕榈酸、亚麻酸、植醇、香豆素等成分。

【性味功效】性平，味甘、淡；有毒。叶、树皮治脚气病；全草捣敷治肿毒；叶治扭伤、风湿关节痛。

长春花
Changchunhua

【别名】日日春、日日草、日日新、三万花、四时春、时钟花、雁来红等。

【基源】为夹竹桃科长春花属植物长春花 *Catharanthus roseus*（L.）G. Don 的全草。

【分布】原产于非洲东部。我国华东、西南、华南等地区有栽培。

【植物形态】半灌木或多年生草本，高达 60cm。茎近方形，叶对生。聚伞花序腋生或顶生，有花 2～3 朵；花冠红色，高脚碟状；雄蕊着生于花冠筒上半部。离生心皮 2 枚。蓇葖果 2 个，直立。种子具颗粒状小瘤凸起。（图 1）

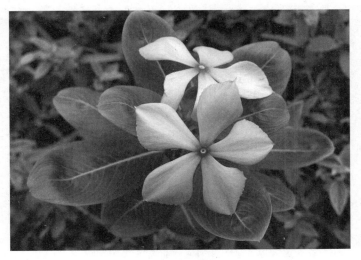

图 1　长春花

【药材性状】主根圆锥形，稍弯曲，淡黄色。茎绿色或红褐色，类圆柱形，有棱，折断面纤维性，中央髓部中空。叶常皱缩破碎，完整叶展平后倒卵形或长圆形，长 3～6cm，宽1.5～2.5cm，羽状脉显著，腹面绿褐色，背面灰褐色，叶柄甚短。有时可见花。（图 2）

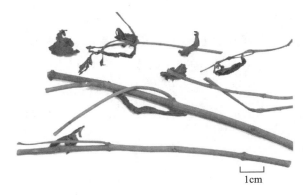

1cm

图 2　长春花药材图

【药材粉末显微特征】粉末黄绿色。腺鳞由多细胞组成，类似菊花心。腺毛数目较多，密集排列，头部近圆形，柄部一列；非腺毛偶见。木栓细胞形态不规则，细胞壁稍增厚，垂周壁波状弯曲。纤维成束排列，纹孔密集。螺纹导管和具缘纹孔导管常见。乳汁管长条形，黄色，内含分泌物；气孔平轴式。（图3）

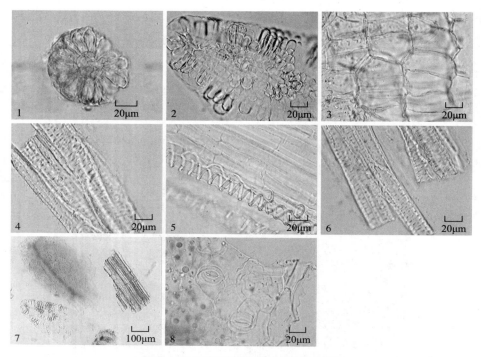

图3　长春花药材粉末显微特征图

1. 腺鳞；2. 腺毛；3. 木栓细胞（根）；4. 纤维（根）；5. 螺纹导管；6. 具缘纹孔导管（根）；
7. 乳汁管分泌细胞；8. 平轴式气孔及腺鳞

【采收加工】全年可采。洗净、切段，晒干备用或鲜用。

【化学成分】①生物碱类：长春碱、环氧长春碱、长春新碱、长春质碱、阿吗碱等。②新酚类：3-O-咖啡酰氧基奎宁酸、4-O-咖啡酰氧基奎宁酸、5-O-咖啡酰氧基奎宁酸。③其他成分：黄酮类包括色素类、槲皮素类、山柰酚类。

【性味功效】性寒，味苦；有毒。解毒抗癌，清热平肝。用于多种癌肿，高血压，痈肿疮毒，烫伤。

沉香
Chenxiang

【别名】牙香树、女儿香、栈香、青桂香、崖香、芫香等。

【基源】为瑞香科沉香属植物白木香 *Aquilaria sinensis*（Lour.）Spreng. 含有树脂的木材。

【分布】主产于我国海南、广西、广东、福建等地。

【植物形态】常绿乔木。叶互生，革质，顶端短渐尖，基部宽楔形。伞形花序顶生或腋生，花黄绿色，芳香；花瓣鳞片状，有毛。蒴果木质。（图1）

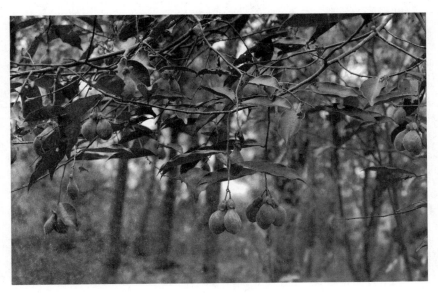

图1 白木香

【药材性状】药材为不规则块状、片状或盔帽状，偶见小碎块。表面凹凸不平，有刀痕，偶见孔洞，有黑褐色树脂与黄白色木部相间的斑纹，孔洞及凹窝表面多呈朽木状。质坚实，断面刺状。气芳香，味苦。（图2）

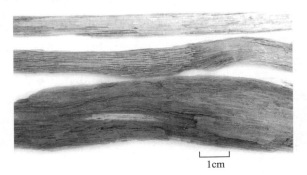

1cm

图2 沉香药材图

【药材粉末显微特征】粉末黄褐色。常见单细胞非腺毛；木纤维常成束排列，直径20～45μm，具有半圆形及圆形单纹孔；木射线细胞黄色。石细胞近长方形；常见树脂团块黄棕色；具缘纹孔导管为主，直径42～128μm。油室近圆形；有时可见草酸钙柱晶。（图3）

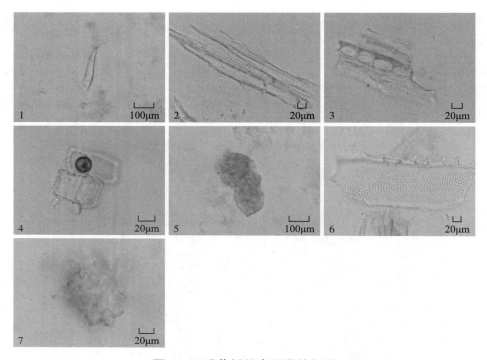

图3　沉香药材粉末显微特征图

1. 单细胞非腺毛；2. 纤维束；3. 木射线细胞；4. 石细胞；5. 树脂团块；
6. 具缘纹孔导管；7. 油室

【采收加工】全年均可采收。通常选择树干直径30cm以上的壮龄白木香树，采用凿洞、砍伤等人工结香的方法使伤口处的木质部损伤从而分泌棕黑色树脂，数年后将此变色的木部削下，削去黄白色不含树脂部分，阴干，刨片或磨细粉用。

【化学成分】主要含挥发油类：白木香酸、沉香螺醇、白木香醛、去氢白木香醇、四氢 –2–（2– 苯乙基）色酮、2,4– 二叔丁基苯酚、茴香基丙酮、棕榈酸、肉豆蔻酸、油酸、亚油酸等。

【性味功效】性微温，味辛、苦。行气止痛，温中止呕，纳气平喘。用于胸腹胀闷疼痛，胃寒呕吐呃逆，肾虚气逆喘急。

臭牡丹
Choumudan

【别名】臭八宝、大红袍、大红花、臭枫根、矮桐子、臭梧桐等。

【基源】为唇形科大青属植物臭牡丹 *Clerodendrum bungei* Steud. 的干燥枝叶。

【分布】分布于我国华南、华北、西北、西南等地区。

【植物形态】灌木，高 1 ～ 2m。植株有臭味。叶柄、花序轴密被黄褐色或紫色脱落性的柔毛。小枝近圆形，皮孔显著。单叶对生；叶片纸质，基部脉腋有数个盘状腺体。伞房状聚伞花序顶生；雄蕊 4，子房 4 室。核果近球形。（图 1）

【药材性状】小枝长圆柱形，长 1 ～ 1.5m，直径 4 ～ 13mm，表面灰棕色至灰褐色，具点状皮孔；质硬，不易折断。断面皮部棕色，木部灰黄色，髓部白色。气微，味淡。叶多皱缩破碎，完整者展平后呈宽卵形，先端渐尖，基部截形或心形，边缘有细锯齿。叶腹面棕褐色至棕黑色，疏被短柔毛，背面色稍浅，无毛或仅脉上有毛，基部脉腋处具黑色疤痕状腺体；叶柄黑褐色。（图 2）

【药材粉末显微特征】粉末棕黄色。腺毛较多，腺鳞 2 ～ 6 细胞；非腺毛 2 ～ 8 细胞，锥形。气孔不定式或平轴式，前者副卫细胞 3 ～ 4 个。石细胞近方形；草酸钙方晶成行；纤维成束或单行排列；螺纹导管常见。（图 3）

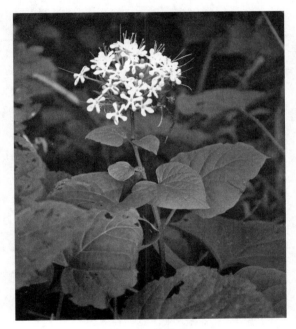

图 1　臭牡丹

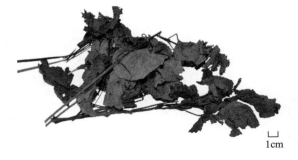

1cm

图 2　臭牡丹药材图

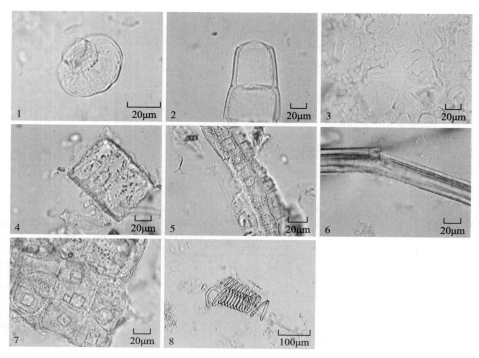

图3 臭牡丹药材粉末显微特征图

1.腺鳞；2.非腺毛；3.平轴式气孔；4.石细胞；5.晶纤维；6.纤维；

7.草酸钙方晶；8.螺纹导管

【采收加工】夏季采叶、秋季采根，鲜用或晒干。

【化学成分】主要成分为琥珀酸、茴香酸、香草酸、乳酸镁、硝酸钾和麦芽醇。

【性味功效】性平，味苦、辛。祛风除湿，解毒散瘀，消肿。根：用于风湿关节痛，跌打损伤，高血压，头晕头痛，肺脓肿等。叶：外用于痈疖疮疡，痔疮发炎，湿疹等；还可作灭蛆用。

穿根藤
Chuangenteng

【别名】春根藤、崧根藤、伸筋藤。

【基源】为茜草科九节属植物蔓九节 *Psychotria serpens* Linn. 的全株。

【分布】生于山野间石上或树上。分布于我国南部。主产于广东、海南、福建、广西。

【植物形态】多枝平卧灌木，常攀附于石上或树上，茎上常生有不定根。叶小，纸质，对生；托叶膜质，短鞘状，早落。圆锥花序顶生，花冠白色；雄蕊5；子房2室。核果小，近球形，白色。（图1）

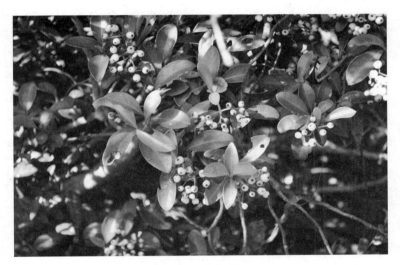

图1 蔓九节

【药材性状】干燥枝条粗者达6mm，黑褐色，着生多数不定根，折断面中心有髓。叶常皱缩破碎，完整叶展平后为卵形或倒卵形，腹面黄褐色，背面黄绿色。纸质易碎，有时可见花序或棕褐色果实。气微香，味微甘、涩。（图2）

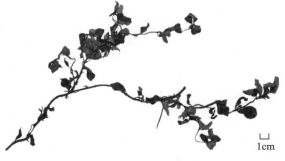

1cm

图2 穿根藤药材图

【药材粉末显微特征】粉末黄绿色。表皮细胞多边形，气孔平轴式。木纤维成束或单个散在，两端钝尖或平，有的纹孔明显。石细胞三角形或长方形，胞腔窄，孔沟纹明显。梯纹导管为主，其他导管类型少见；可见草酸钙针晶束。（图3）

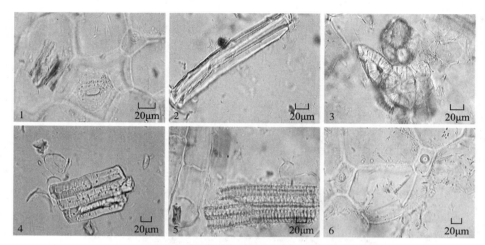

图3　穿根藤药材粉末显微特征图

1.表皮细胞及平轴式气孔；2.纤维；3，4.石细胞；5.梯纹导管；6.草酸钙针晶

【采收加工】全年可采收，割取枝叶，晒干。

【化学成分】主要含豆甾醇、β- 谷甾醇等。

【性味功效】性微温，味涩、微甘。祛风湿，壮筋骨，止痛，消肿。用于风湿关节痛，咽喉肿痛，痈肿，疔疮等。

穿破石
Chuanposhi

【别名】葭芝、金蝉、柘根、川破石等。

【基源】为桑科橙桑属植物柘 *Maclura tricuspidata* Carriere 的干燥或新鲜根。

【分布】生于海拔 1500m 以下疏林下或灌丛中。分布于我国海南、福建、广东、广西、湖南、云南、台湾等地。

【植物形态】常绿灌木，高 2～4m；枝光滑，具棘刺。单叶互生；叶片革质，两面无毛；基出脉 3 条。花单性，雌雄异株；球状花序；雄花序花被片 3～5，被毛；雌花序花被片 4，有绒毛。聚花果肉质，被毛；瘦果。（图 1）

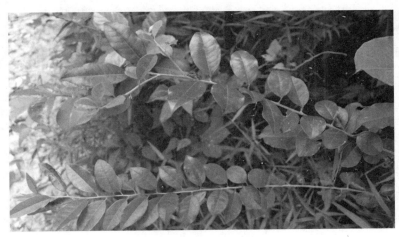

图 1 柘

【药材性状】干燥根为圆柱形，较粗者可达 5～6cm。周皮橙黄色或灰褐色，具细密横皱纹，较薄，极易脱落；横切面皮部薄，纤维性，木部发达，黄色，密布细小针孔状导管，中心髓部小。质坚硬。气微，味苦涩。（图 2）

【药材粉末显微特征】粉末黄棕色。纤维淡黄色，单个或成束，壁厚；草酸钙方晶数目众多，其与纤维结合成晶纤维。石

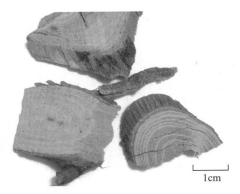

图 2 穿破石药材图

细胞散在或数个连结，黄棕色，形态多样；乳汁管偶见；筛管分子侧壁上有多数梭形筛域。木栓细胞扁平，表面观多角形，垂周壁呈念珠状增厚；网纹导管常见。淀粉粒众多，单粒常见，近球形，脐点点状或裂缝状。（图3）

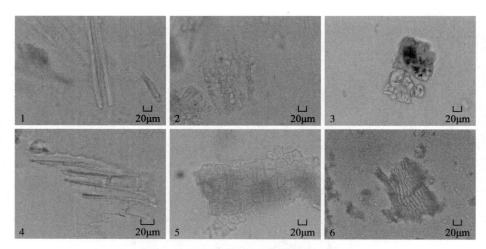

图3　穿破石药材粉末显微特征图

1. 纤维；2. 草酸钙方晶；3. 石细胞；4. 筛管分子；5. 木栓细胞；6. 网纹导管

【采收加工】全年可采，挖出根部，除去泥土、须根，晒干；或洗净切片晒干。亦可鲜用。

【化学成分】主要含黄酮苷、酚类、氨基酸类、有机酸类、糖类。

【性味功效】性凉，味淡、微苦。祛风通络，清热除湿，解毒消肿。用于风湿痹痛，跌打损伤，黄疸，腮腺炎，肺结核，胃和十二指肠溃疡，淋浊，蛊胀，闭经，劳伤咳血，疔疮痈肿。

穿心莲
Chuanxinlian

【别名】一见喜、榄核莲、苦胆草等。

【基源】为爵床科穿心莲属植物穿心莲 *Andrographis paniculata*（Burm. f.）Nees 的干燥地上部分。

【分布】我国福建、广东、海南、广西、云南常见栽培。

【植物形态】一年生草本。茎 4 棱，节膨大。叶披针形。花序轴上叶较小，大型圆锥花序；花萼裂片有腺毛和微毛；花冠白色而小，下唇带紫色斑纹，二唇形，上唇微 2 裂，下唇 3 深裂；雄蕊 2。蒴果；种子四方形，有皱纹。（图 1）

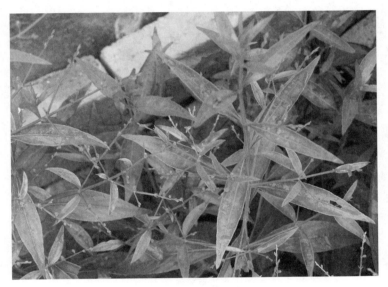

图 1　穿心莲

【药材性状】茎方形，常分枝，直径 0.2～0.4cm，灰绿色，有细纵棱；质脆，易折断。单叶对生，叶柄短或近无柄；叶片常皱缩破碎，完整叶展平后披针形或卵状披针形，长 3～12cm，宽 2～5cm，全缘或波状；腹面绿色，背面灰绿色，两面光滑。气微，味极苦。（图 2）

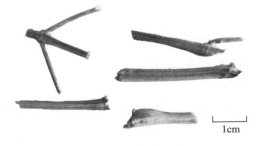

1cm

图 2　穿心莲药材图

【药材粉末显微特征】粉末黄绿色。叶上下表皮细胞均内含大型螺状钟乳体。气孔主要是直轴式；腺鳞头部扁球形，柄极短；非腺毛 1 ～ 4 细胞。茎表皮细胞长方形或类圆形，外壁加厚，角质化，有时可见钟乳体。薄壁细胞多角形，细胞较大；非腺毛细长，多细胞；纤维集聚成束；具缘纹孔导管和螺纹导管常见，淀粉粒单粒、复粒和半复粒均可见，数量较少。（图 3）

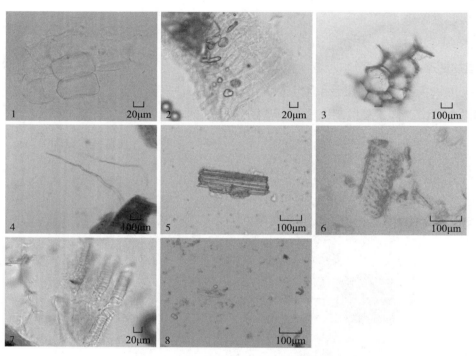

图 3　穿心莲药材粉末显微特征图

1. 茎表皮细胞；2. 晶细胞（含钟乳体）；3. 薄壁细胞；4. 非腺毛；5. 纤维束；
6. 具缘纹孔导管；7. 螺纹导管；8. 淀粉粒

【采收加工】秋季初茎叶茂盛时采割，晒干。

【化学成分】叶主要含去氧穿心莲内酯、新穿心莲内酯、β– 谷甾醇 –D– 葡萄糖苷等。根除含穿心莲内酯外，还含 5– 羟基 –7，8，2′，3′ – 四甲氧基黄酮、芹菜素 –7，4′ – 二甲醚、α– 谷甾醇等。全草尚含甾醇皂苷、倍半萜内酯、糖类及缩合鞣质等酚类物质。

【性味功效】性寒，味苦。清热解毒，凉血，消肿。用于感冒发热，咽喉肿痛，口舌生疮，顿咳劳嗽，泄泻痢疾，热淋涩痛，痈肿疮疡，蛇虫咬伤。

粗毛玉叶金花
Cumaoyuyejinhua

【别名】白纸扇、白蝴蝶、白叶子等。

【基源】为茜草科玉叶金花属植物粗毛玉叶金花 *Mussaenda hirsutula* Miq. 的干燥茎叶。

【分布】我国特有，主要分布于海南、广东、湖南、贵州和云南。

【植物形态】攀缘灌木。小枝密被锈色或灰色柔毛。叶对生，膜质，椭圆形或长圆形，有时近卵形。花期4～6月，果期7月至翌年1月。（图1）

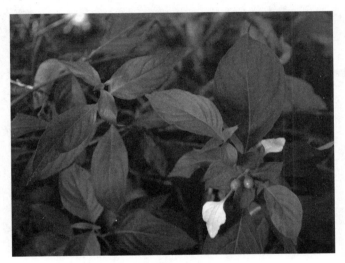

图1 粗毛玉叶金花

【药材性状】茎圆柱形，深褐色，被柔毛。叶常卷曲皱缩，完整叶展平后椭圆形或近卵形，长7～13cm，两面被疏柔毛，腹面深绿色，背面灰绿色。侧脉6～7对；叶柄和托叶密被柔毛。气微，味淡。（图2）

【药材粉末显微特征】粉末灰白色或灰绿色。非腺毛众多，圆锥状弯曲，由2～8个细胞组成，壁光滑。腺毛少见；梯纹导管和螺纹导管常见；纤维单一或成束排列，壁薄，细

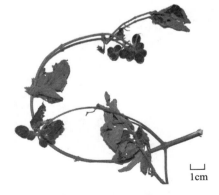

1cm

图2 粗毛玉叶金花药材图

长，具单纹孔；含有棕色色素块，包括很多油室。（图3）

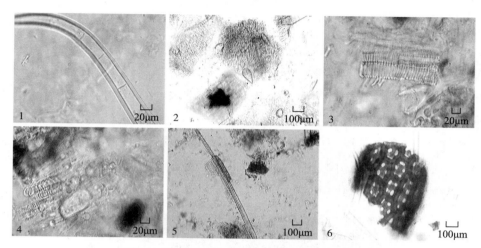

图3 粗毛玉叶金花药材粉末显微特征图

1.非腺毛；2.腺毛；3.梯纹导管；4.螺纹导管；5.纤维；6.色素块及油室

【采收加工】全年可采收，鲜用或洗净晒干，切碎备用。

【化学成分】主要含豆甾醇、β- 谷甾醇、苏索酸、咖啡酸、对羟基桂皮酸、阿魏酸、山栀子苷甲酯等成分。

【性味功效】性凉，味甘、淡。清热解暑，凉血解毒。用于中毒，感冒，支气管炎，扁桃体炎，咽喉炎，肾炎性水肿，肠炎，子宫出血，毒蛇咬伤。

翠云草
Cuiyuncao

【别名】翠羽草、神锦花、鹤翎草。

【基源】为卷柏科卷柏属植物翠云草 *Selaginella uncinata*（Desv.）Spring 的干燥全草。

【分布】分布于我国华南、华东、西南各地区。

【植物形态】多年生草本。茎伏地蔓生，长 30 ～ 60cm，有细纵沟，侧枝疏生并多次分枝，分枝处常生不定根。叶二型，在枝两侧及中间各 2 行；侧叶卵形，边缘全缘或有小齿。孢子囊穗四棱形。孢子囊圆肾形。孢子二型。（图 1）

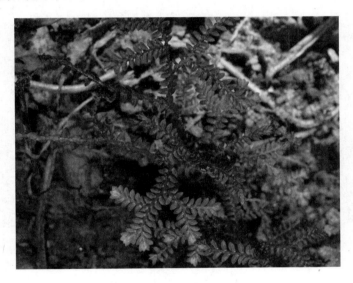

图 1　翠云草

【药材性状】常卷曲成团，商品常切成长 1 ～ 1.5cm 的段。主茎直径约 0.1 ～ 0.2mm，淡黄色或黄绿色。主茎上叶片较大，疏生，卵形或卵状椭圆形，全缘。分枝上的叶密集，淡黄色。质地柔韧。气微腥，味微甜、微涩。（图 2）

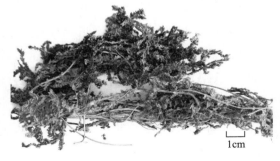

1cm

图 2　翠云草药材图

【药材粉末显微特征】粉末黄绿色。表皮细胞波状弯曲；叶缘细胞狭长向外突出呈齿牙状或长毛状，长可至 200μm 以上；有的表皮细胞具有乳头状突起。气孔不定式，副卫细胞 5 ～ 6 个；非腺毛可见，圆锥状弯曲，4 ～ 7 个细胞组成；梯纹管胞，直径 10 ～ 22μm；厚壁细胞壁连珠状增厚；淡棕色孢子，三角形或近圆形，3 个萌发孔，直径 22 ～ 30μm，表面具不规则瘤状突起。（图 3）

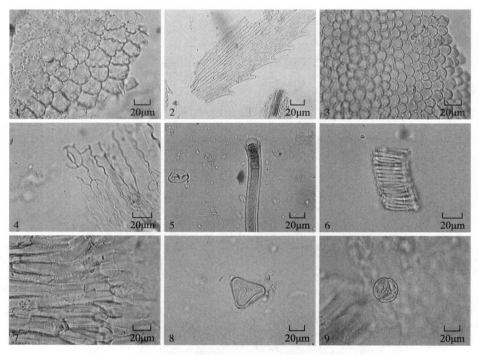

图 3　翠云草药材粉末显微特征图

1. 表皮细胞；2. 叶缘细胞；3. 乳头状突起；4. 不定式气孔；5. 非腺毛；
6. 梯纹管胞；7. 厚壁细胞；8. 三角形孢子；9. 近圆形孢子

【采收加工】全年均可采收，洗净，鲜用或晒干。

【化学成分】主要含二酯酰甘油基三甲基高丝氨酸、3，5- 二甲基儿茶酚、没食子酸辛酯、对羟基苯乙酮、大黄素、大黄酚、β- 胡萝卜苷等成分。

【性味功效】性凉，味甘、淡。清热利湿，止血，止咳。用于急性黄疸型传染性肝炎，胆囊炎，肠炎，痢疾，肾炎性水肿，尿路感染，风湿关节痛，肺结核咯血；外用治疖肿，烧烫伤，外伤出血，跌打损伤。

大驳骨
Dabogu

【别名】驳骨丹、接骨草、四季花、小叶金不换、驳骨消、长生木等。

【基源】为爵床科爵床属植物黑叶小驳骨 *Justicia ventricosa* Wall. ex Hooker 的干燥茎、叶。

【分布】分布于我国广东、海南、广西、云南等地。

【植物形态】大灌木，高 1～3m 或更高。枝圆柱形，叶对生；叶柄长 1.5～2cm；叶片纸质；全缘，下面被柔毛；侧脉每边约 12 条。花萼裂片 5，长圆状披针形；花冠白色而有紫色条纹。蒴果。（图 1）

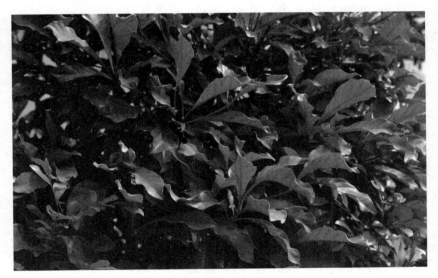

图 1　黑叶小驳骨

【药材性状】茎圆柱形，老茎光滑，表面黑褐色，干后幼茎密被灰白色微毛。叶皱缩易破碎，完整叶片呈长圆状椭圆形至披针形，腹面淡绿色，背面灰白色；全缘，两面被微毛；气微，搓揉后具特殊臭气。（图 2）

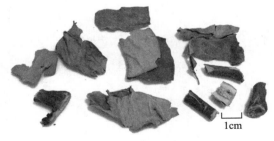

1cm

图 2　大驳骨药材图

【药材粉末显微特征】粉末黄绿色。叶表皮细胞五角形或多边形；气孔平轴式，少见不等式。非腺毛由 3～7 个细胞组成；腺鳞由 4 个细胞组成。晶纤维成束，方晶成行排列；石细胞 2 个聚集，近方形，胞腔较小；具缘纹孔导管或螺纹导管常见。（图 3）

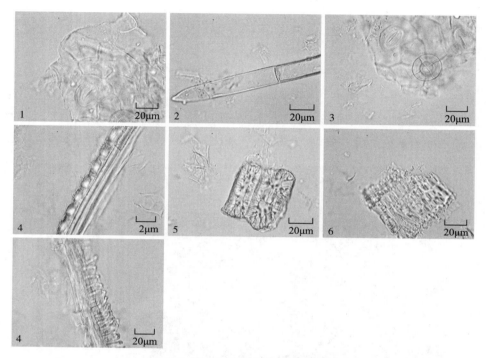

图 3　大驳骨药材粉末显微特征图

1. 平轴式气孔；2. 非腺毛；3. 腺鳞；4. 晶纤维；5. 石细胞；6. 具缘纹孔；7. 螺纹导管

【采收加工】全年均可采，切段，晒干或鲜用。

【化学成分】茎与叶主要含羟基苯甲酸、1, 2, 4- 三甲氧基苯、β- 胡萝卜苷、丁香树脂醇等成分。

【性味功效】性平，味辛、微苦。活血止痛，接骨续伤，止血，祛风湿。用于筋伤骨折，扭伤，瘀血肿痛，风湿痹痛，腰痛，月经过多，崩漏等。

大飞扬
Dafeiyang

【别名】飞扬草、乳仔草、大乳草、癣药草、大奶浆草等。

【基源】为大戟科大戟属植物飞扬草 *Euphorbia hirta* L. 的干燥全草。

【分布】分布于我国海南、广东、广西、云南、湖南、江西、福建、台湾等地。

【植物形态】一年生草本，高 20～50cm，有乳汁；茎基部膝曲状向上斜升，枝被粗毛。单叶对生，托叶膜质，早落。杯状聚伞花序；总苞钟状，外面密生短柔毛；腺体 4 枚。雄花多数，雄蕊 1 枚，雌花单生。蒴果和种子卵状。（图 1）

【药材性状】全草地上部分被粗茸毛。根细长弯曲，土黄色。茎圆柱形，较细。表面黄褐色或浅红棕色；质脆，易折断，断面白色，中空。叶对生，皱缩，纸质易碎，完整叶展平后为披针状长圆形或长圆状卵形，灰绿色至褐绿色。腋生头状聚伞花序密集。气弱而特异，味微苦。（图 2）

【药材粉末显微特征】粉末黄褐色。表皮细胞为多角形或类长方形，气孔不等式。多细胞非腺毛，由 4～8 个细胞组成，表面具较粗的瘤状突起。另外还可见分枝星状毛；花粉粒近圆形，萌发孔 3 个；螺纹导管；纤维成束排列，木栓细胞中石细胞多个聚

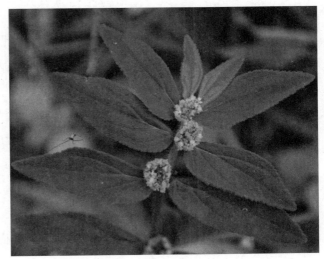

图 1　飞扬草

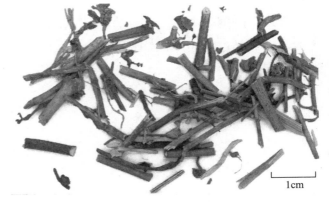

1cm

图 2　大飞扬药材图

集。（图3）

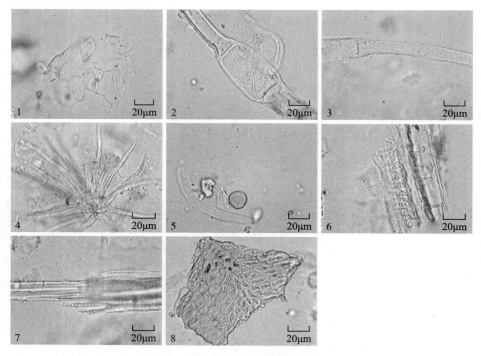

图3　大飞扬药材粉末显微特征图

1. 表皮细胞及不等式气孔；2，3. 非腺毛；4. 星状毛；5. 花粉粒；6. 螺纹导管和乳汁管；
7. 纤维；8. 石细胞

【采收加工】夏、秋季采收。挖取全草，洗净，晒干。

【化学成分】主要含无羁萜、β-香树脂醇、蒲公英赛酮、没食子酸、槲皮苷等成分。

【性味功效】性寒，味辛、酸。清热解毒，利湿，祛风止痒，止血，通乳。用于急性肠炎，细菌性痢疾，淋病，尿血，肺痈，乳痈，疔疮，肿毒，湿疹，脚癣，皮肤瘙痒等。

大风子
Dafengzi

【别名】大枫子、麻风子、驱虫大风子等。

【基源】为青钟麻科大风子属植物泰国大风子 *Hydnocarpus anthelminticus* Pierre 的干燥种子。

【分布】分布于我国海南、云南、台湾、广西等地。

【植物形态】常绿乔木。单叶互生；叶片全缘，侧脉 8～10 对。花杂性或单性；花梗被短柔毛；雄花萼片 5，被长柔毛；卵形花瓣 5；具退化雄蕊；雄蕊 5；雌花的花萼、花瓣均与雄花相同；子房被长硬毛，1 室。浆果，种子 30～40 粒。（图 1）

【药材性状】不规则卵圆形，略有钝棱，长 1～2.5cm，直径 1～2cm。外表灰棕色或灰褐色，具细纹，较小一端可见明显沟纹。种皮厚而坚硬，厚 1.5～2mm，内表面光滑，浅黄色或黄棕色，灰白色种仁与种皮易分离，种仁两瓣，肥大显油性，外被一层红棕色或暗紫色薄膜。子叶 2 枚，心形。气微，味淡。（图 2）

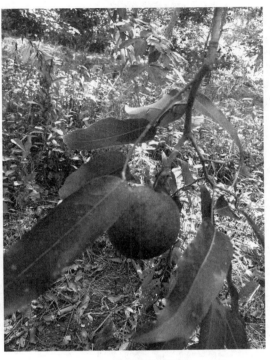

图 1　泰国大风子

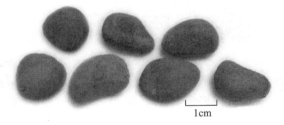

1cm

图 2　大风子药材图

【药材粉末显微特征】粉末黄褐色。石细胞分为三类，外层石细胞类圆形或多边形，具孔沟；种皮中层石细胞壁较厚，长条状，胞腔呈线缝状，沟纹细密；种皮内层石细胞长条形或一端稍尖、另端稍膨大，胞腔稍大或呈线缝状，孔沟明显。

非腺毛分枝状；螺纹导管和网纹导管常见；纤维成束排列；含有红棕色块，胚乳组织白色，油滴类圆形。（图3）

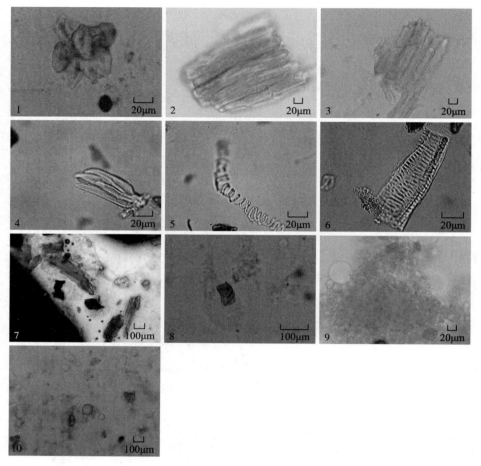

图 3　大风子药材粉末显微特征图

1.种皮外层石细胞；2.种皮中层石细胞；3.种皮内层石细胞；4.非腺毛；5.螺纹导管；
6.网纹导管；7.纤维束；8.棕色块；9.胚乳（含油细胞）；10.脂肪油滴

【采收加工】采摘成熟果实，除去果皮，取出种子，晒干。

【化学成分】主要含 D- 果糖、乙基 -β-D- 呋喃果糖苷、异叶大风子腈苷、环戊烯基甘氨酸、环戊烯脂肪酸等成分。

【性味功效】性热，味辛；有毒。祛风燥湿，攻毒杀虫。用于麻风，杨梅疮，疥癣，痤疮等。

大管
Daguan

【别名】白木、山黄皮、野黄皮、小柑、鸡卵黄、白骨走马等。

【基源】为芸香科小芸木属植物大管 *Micromelum falcatum*（Lour.）Tanaka 的干燥根、叶。

【分布】分布于我国广东西南部、海南、广西合浦至东兴一带、云南东南部。

【植物形态】植株树高 1 ～ 3m。叶、小枝、叶柄及花序轴均被长直毛，小叶背面被毛较密。羽状复叶，小叶 5 ～ 11 片，小叶片两侧甚不对称，侧脉 5 ～ 7 条。花序多花；雄蕊 10 枚，长短相间。果皮散生透明油点，有种子 1 或 2 粒。（图 1）

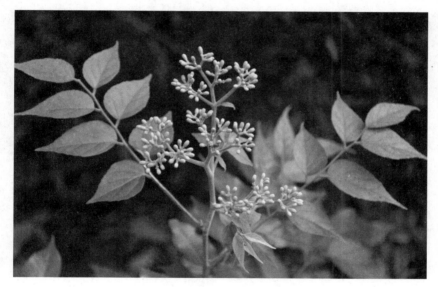

图 1　大管

【药材性状】根圆柱形，有分枝，淡黄色。叶皱缩，小叶展平后为镰刀状披针形，长 4 ～ 7cm，宽 1.8 ～ 3cm，腹面黄绿色，背面灰绿色，极不对称，边缘具疏齿，叶柄、叶脉均被扩展的短柔毛。气微，味辛。（图 2）

【药材粉末显微特征】粉末黄褐色。表皮细胞多边形；平轴式气孔；非腺毛圆锥形，4 ～ 7 个细胞组成；可见椭圆形油室，内含多数椭圆形油滴；纤维成束排列；常见螺纹导管、草酸钙针晶少见。（图 3）

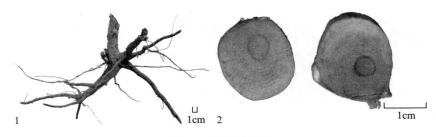

图2 大管药材图

1.根；2.根横切面

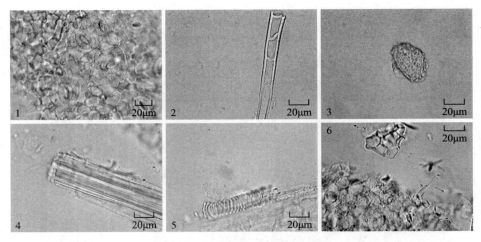

图3 大管药材粉末显微特征图

1.平轴式气孔；2.非腺毛；3.油室；4.纤维；5.螺纹导管；6.草酸钙针晶

【采收加工】药用根、叶。四季可采，洗净晒干备用。

【化学成分】主要含香豆素、生物碱和苯丙酸类衍生物等成分。

【性味功效】性温，味苦、辛。散瘀行气，止痛，活血。用于毒蛇咬伤，胸痹，跌打扭伤。

大青
Daqing

【别名】路边青、臭大青、土地骨皮、山靛青、观音串、细叶臭牡丹、鸭公青等。

【基源】为唇形科大青属植物大青 *Clerodendrum cyrtophyllum* Turcz. 的干燥茎、叶。

【分布】分布于我国华南、华东及华中等地区。

【植物形态】灌木或小乔木；幼枝被短柔毛。叶片对生，常全缘，背面有腺点，侧脉 6 ～ 10 对；伞房状聚伞花序；苞片线形；花小，有桔香味；萼外面被黄褐色短绒毛；花冠白色，外面疏生细毛和腺点；雄蕊 4；果实球形或倒卵形。（图 1）

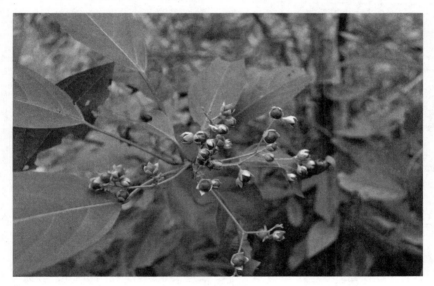

图 1　大青

【药材性状】叶微皱缩，完整叶片展平后为长椭圆形至细长卵圆形，全缘。腹面棕黄色、黄绿色，背面色较浅，叶脉明显；叶柄长 1.5 ～ 8cm；纸质而脆。气微臭，味稍苦而涩。（图 2）

【药材粉末显微特征】粉末黄绿色。叶表皮细胞不规则形，气孔不等式。非腺毛有两种类型，一

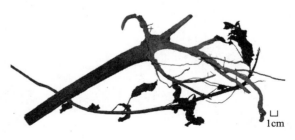

图 2　大青药材图

种圆锥形；另一种分枝星状毛。草酸钙簇晶散在排列；石细胞较尖，胞腔较窄；纤维成束排列；有网纹导管和螺纹导管。（图3）

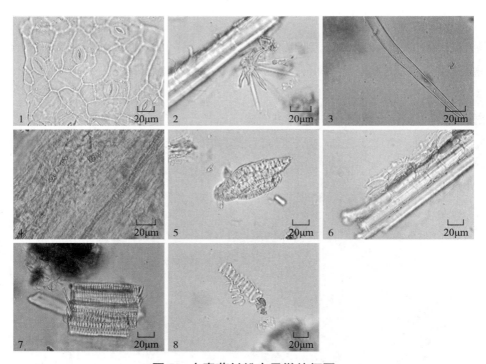

图3 大青药材粉末显微特征图

1. 表皮细胞及不等式气孔；2，3. 非腺毛；4. 草酸钙簇晶；5. 石细胞；6. 纤维；
7. 网纹导管；8. 螺纹导管

【采收加工】夏、秋季采收，洗净，鲜用或切段晒干。

【化学成分】叶主要含大青苷、正二十五烷、γ- 谷甾醇、异戊二烯聚合体、半乳糖醇、豆甾醇、鞣质及黄酮等。茎主要含大青酮、柳杉酚、无羁萜、靛玉红等。

【性味功效】性寒，味苦。清热解毒，凉血止血。用于外感热病热盛烦渴，咽喉肿痛，口疮，黄疸，热毒痢，急性肠炎，痈疽肿毒，衄血，血淋，外伤出血。

大叶紫珠
Dayezizhu

【别名】白骨风、大风叶、止血草、岩贼子叶等。

【基源】为唇形科紫珠属植物大叶紫珠 *Callicarpa macrophylla* Vahl 的干燥叶。

【分布】分布于我国海南、广东、广西、福建、贵州、云南等地。

【植物形态】灌木，高 3 ～ 5m。小枝近方形，密生灰白色粗糠状分枝茸毛。单叶对生；叶柄和叶片背面均密生灰白色分枝的茸毛；侧脉 8 ～ 10 对。聚伞花序腋生，5 ～ 7 次分歧，密生灰白色分枝茸毛；雄蕊 4，果实紫红色，有腺点。（图 1）

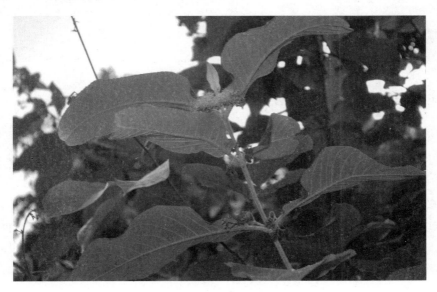

图 1 大叶紫珠

【药材性状】叶多卷曲皱缩，完整者展平后呈长椭圆形至椭圆状披针形，长 10 ～ 24cm，宽 5 ～ 10cm，边缘有锯齿，腹面灰绿色，有短柔毛，背面有灰白色茸毛；叶柄长 1 ～ 2cm，密生灰白色柔毛。气微，味微苦、涩。（图 2）

【药材粉末显微特征】粉末灰黄色至棕褐色。非腺毛有两种：星状毛大多碎断，木化；

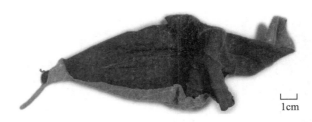

图 2 大叶紫珠药材图

1cm

另一种为 1 ～ 3 细胞，壁较厚。腺鳞头部 8 ～ 11 细胞，扁球形，柄极短。草酸钙簇晶细小常见。纤维成束排列。（图 3）

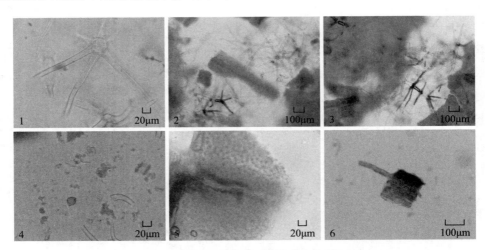

图 3　大叶紫珠药材粉末显微特征图

1. 非腺毛；2. 非腺毛整体观；3. 树状非腺毛体部；4. 腺鳞；5. 草酸钙簇晶；6. 纤维

【采收加工】成熟叶夏、秋季采收后晒干。

【化学成分】主要含谷甾醇、木犀草素、芹菜素、熊果酸及其苷类化合物；山楂酸、二十二烷酸、二十三烷酸、二十四烷酸、二十三烷酸乙酯及 3，7，3′－三甲氧基 5，4′－二羟基黄酮；大叶紫珠萜酮和大叶紫珠萜酮单乙酸酯。

【性味功效】性平，味辛、苦。散瘀止血，消肿止痛。用于咯血，衄血，吐血，便血，外伤出血，跌扑肿痛，风湿痹痛。

单根木
Dangenmu

【别名】独根木、山辣椒树、鸡爪花、艾角青等。

【基源】为夹竹桃科狗牙花属植物尖蕾狗牙花 *Tabernaemontana bufalina* Lour. 的干燥根。

【分布】分布于海南、广东、广西、云南等地。

【植物形态】灌木，高 1.3m，全株无毛。小枝有棱；叶纸质，侧脉每边 10 ～ 14 条，几平行；伞房式多歧聚伞花序，花冠白色，雄蕊着生于冠管中部以上；心皮 2 枚。蓇葖果双生，几无柄，成 180° 排列，有长喙，种子呈不规则三角形。（图 1）

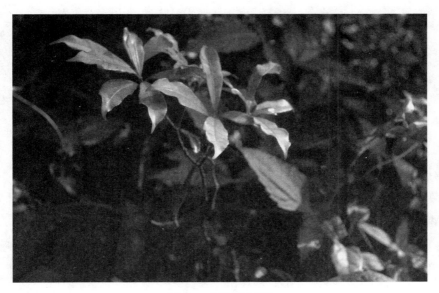

图 1　尖蕾狗牙花

【药材性状】根圆柱形或圆锥形，稍弯曲，长可达 30cm，直径约 8cm，表面灰棕色或黄棕色，具纵裂纹，周皮易剥落。新鲜时有乳汁流出，干后为棕色稠状物附着。质坚硬，不易折断，断面中央大部分为木质部，淡黄色。气微，味微苦。（图 2）

【药材粉末显微特征】粉末黄绿色。木栓细胞多列，近扁多角形或近方形。木薄壁细胞近棱形；有具缘纹孔导管；纤维单个或成束排列。可见乳汁管。淀粉粒，单

粒、复粒或半复粒，类圆形，直径 4 ～ 8μm，脐点人字状。（图 3）

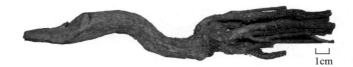

图 2　单根木药材图

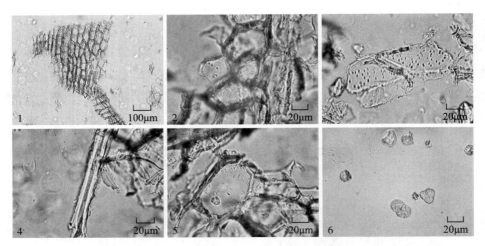

图 3　单根木药材粉末显微特征图

1. 木栓细胞；2. 木薄壁细胞；3. 具缘纹孔导管；4. 纤维；5. 乳汁管；6. 淀粉粒

【采收加工】全年均可采收，洗净，切片晒干。

【化学成分】主要为冠狗牙花定碱、冠狗牙花定碱羟基伪吲哚、海尼山辣椒碱、缝籽木醇、10- 羟基缝籽木醇、海南狗牙花碱等成分。

【性味功效】性凉，味苦、辛。清热解毒，降压，消肿止痛。用于高血压，咽喉肿痛，风湿麻痹，跌打肿痛，毒蛇咬伤等。

淡竹叶
Danzhuye

【别名】竹叶麦冬、竹叶门冬青、迷身草、竹叶草等。

【基源】为禾本科淡竹叶属植物淡竹叶 *Lophatherum gracile* Brongn. 的干燥茎叶。

【分布】生于山坡、林地或林缘、道旁蔽荫处。分布于我国华南、华中、华东、西南等地区。

【植物形态】多年生草本。秆直立，高40～80cm，具5～6节。叶互生，叶舌质硬，背有糙毛；叶片披针形，具横脉。圆锥花序长12～25cm，分枝斜生或开展；小穗线状披针形，具极短柄；雄蕊2枚。颖果纺锤形，深褐色。（图1）

【药材性状】药材全长30～60cm，商品常切为短段。茎棕黄色或棕绿色，中空，扁状圆柱形，直径1～2mm，节间纵棱显著。叶鞘抱茎，沿边缘有长而白色的柔毛。叶片革质，披针形，皱缩卷曲，展平后长5～20cm，宽2～3.5cm，青绿色或黄绿色，两面无毛或被短刺毛，有明显的小横脉。质轻而柔弱。气微弱，味淡。（图2）

【药材粉末显微特征】粉末淡绿色。叶腹面和背面表皮细胞均为长方形或类方形，垂周壁波状弯曲；气孔主要分布于

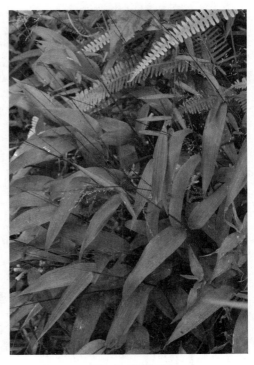

图1　淡竹叶

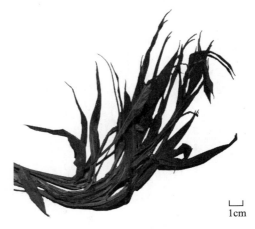

图2　淡竹叶药材图

背面，保卫细胞哑铃形，副卫细胞略呈圆三角形。少见非腺毛及纤维束。石细胞胞腔小，且具有数目较多的针状孔。（图3）

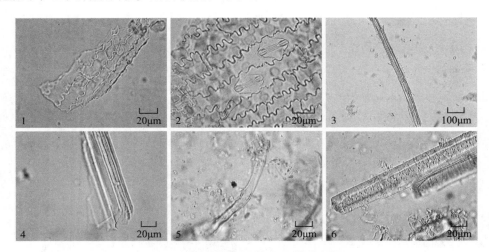

图3　淡竹叶药材粉末显微特征图

1.上表皮细胞；2.下表皮细胞及气孔；3.非腺毛和纤维；4.纤维；5.非腺毛；6.石细胞

【采收加工】栽后3～4年开始采收。6～7月将开花时，除留种以外，其余一律离地2～5cm处割取地上部分，晒干，理顺扎成小把即成。

【化学成分】①三萜类化合物：芦竹素、白茅素、蒲公英赛醇。②甾体类：β-谷甾醇、豆甾醇、菜油甾醇、蒲公英甾醇等。

【性味功效】性寒，味甘、淡。清热泻火，除烦止渴，利尿通淋。用于热病烦渴，小便短赤涩痛，口舌生疮。

倒吊笔
Daodiaobi

【别名】倒吊蜡烛、墨柱果、章表、神仙蜡烛、猪菜母、苦杨等。

【药材基源】为夹竹桃科倒吊笔属植物倒吊笔 *Wrightia pubescens* R. Br. 的干燥根。

【分布】分布于我国南部，如广东、广西、海南、云南、贵州等地。

【植物形态】常绿乔木，高 8 ~ 20m，含乳汁。叶对生，表面微被柔毛，背面密被柔毛。聚伞花序内面基部有腺体；花冠漏斗状，白色、浅黄色或粉红色；副花冠呈流苏状；花药箭头状，被短柔毛；心皮 2 枚，柱头卵形。（图 1）

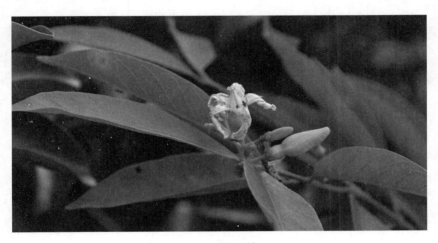

图 1　倒吊笔

【药材性状】根表面较粗糙，淡黄色，直径约 1.5 ~ 3.5cm。横切片椭圆形，外皮有细纵纹理，表面有多层环纹，类白色或淡黄色，中央髓部有棕色空洞。带有树皮药材，表面凹凸不平，为黄灰色或棕绿色的粗糙栓皮。带根皮药材，表面灰棕色或灰褐色，木质部为淡黄色，根皮易撕裂。（图 2）

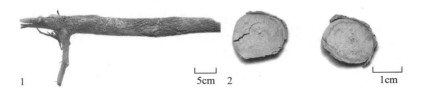

1　　　　　　　　　　　　　　5cm　2　　　　　　　　1cm

图 2　倒吊笔药材图

1. 根；2. 根横切面

【药材粉末显微特征】粉末黄色。非腺毛圆锥形，细长弯曲，具有胞腔；腺毛头部多细胞，近帽形，柄较短。纤维集聚成束；石细胞近椭圆形，纹孔细小，胞腔较窄。薄壁细胞含有方形或棱形晶体，乳汁管丰富；螺纹导管常见。（图3）

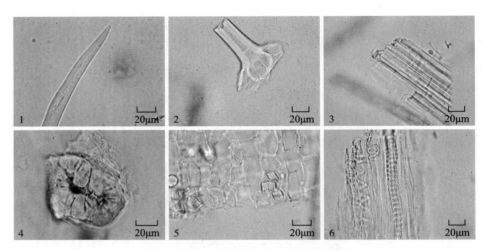

图3　倒吊笔药材粉末显微特征图

1.非腺毛；2.腺毛；3.纤维；4.石细胞；5.棱形晶体及乳管；6.螺纹导管

【采收加工】全年均可采收，切碎，晒干或鲜用。

【化学成分】主要含对羟基苯甲酸、香草酸、东莨菪亭、香豆素、大叶茜草素、槲皮素、尿囊素、豆甾醇、桦木酸、桦木酮酸、乌索酸、齐墩果酸等。

【性味功效】性平，味甘、淡。祛风利湿，化痰散结。用于颈淋巴结结核，风湿性关节炎，腰腿痛，慢性支气管炎，黄疸型肝炎，肝硬化腹水等。

地胆草
Didancao

【别名】苦地胆、苦龙胆草、天芥菜、土柴胡、地胆头、铁扫帚等。

【基源】为菊科地胆草属植物地胆草 *Elephantopus scaber* L. 的全草。

【分布】常生于山坡、路旁或山谷林缘。分布于我国华南、西南、华中等地区。

【植物形态】多年生草本。根状茎平卧或斜升，具多数纤维状根；茎二歧分枝，被白色粗硬毛。单叶，常基生；复头状花序，每个花序约有小花4朵，两性花，花冠筒状，淡紫色，前端4裂。瘦果有棱，被白色柔毛，具长硬刺毛。（图1）

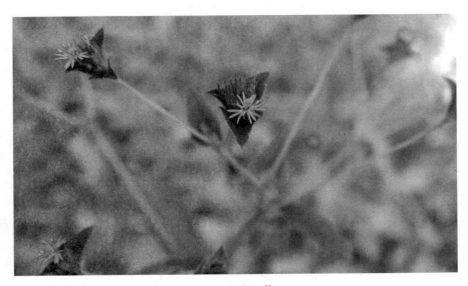

图1　地胆草

【药材性状】干燥全草，根茎短粗，多须根。根茎长 1～2cm，直径约 0.5cm，具紧贴密集白绒毛；根生叶多皱缩易碎，黄绿色，匙形或长圆倒披针形，疏被白色长毛。茎圆柱形，直径 2～3mm，断面中空，茎生叶少而小。有时可见头状花序。气微，味苦。（图2）

【药材粉末显微特征】粉末灰绿色。叶表皮碎片，表皮细胞多边形，气孔不等式。单细胞非腺毛，壁较

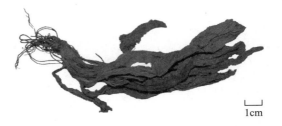

图2　地胆草药材图

1cm

厚，具纵细线纹，不木化；导管较小，常见螺纹导管，直径 10 ～ 30μm。草酸钙
簇晶，直径 10 ～ 20μm，草酸钙方晶散在排列；纤维成束排列。（图 3 ）

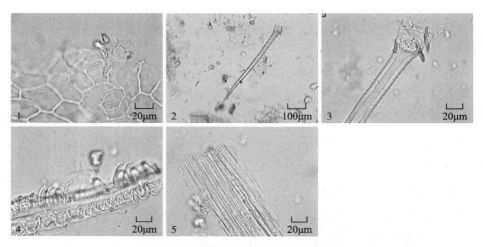

图 3　地胆草药材粉末显微特征图

1. 表皮细胞及不等式气孔；2. 非腺毛及草酸钙方晶；3. 非腺毛；4. 螺纹导管；
5. 草酸钙簇晶及纤维

【采收加工】夏、秋季采收，去杂质，洗净，晒干或鲜用。

【化学成分】主要含 3，4- 二羟基苯甲醛、对羟基肉桂酸、香草酸、丁香酸、β- 谷
甾醇、胡萝卜苷、2，5- 二甲氧基对苯醌和二十八烷酸等成分。

【性味功效】性寒，味苦、辛。清热，凉血，解毒，利湿。常用于感冒，扁桃体
炎，咽喉炎，百日咳，睑结膜炎，黄疸，肾炎性水肿，月经不调，湿疹，疮疖，
虫蛇咬伤等。

地龙
Dilong

【别名】广地龙、蚯蚓干、蚓蝼等。

【基源】为钜蚓科环毛属动物参环毛蚓 *Pheretima aspergillum*（E. Perrier）的全体。

【分布】主要分布于广东、广西、海南和福建等地。

【动物形态】体长 115～375mm，宽 6～12mm。背孔自 11/12 节间始。环带无被毛和刚毛。环带前刚毛常粗而硬。雄孔在第 18 节腹侧刚毛一小突上。受精囊孔 2 对。每个副性腺表面呈颗粒状。背部紫灰色，后部色稍浅，刚毛圈白色。（图 1）

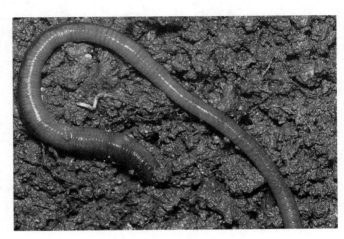

图 1　参环毛蚓

【药材性状】全体呈扁片状。腹部已剖开，内脏已除去，仅头端及尾端仍保持原来形状，全体弯曲不直，体长 15～20cm，宽约 1～1.5cm。全体由 90～100 余环节构成，体前端稍尖，中央有口，尾端钝圆，有纵列的肛门，体的 14～16 环节为生殖环带，在 18 环节的两侧有一对小突起为雄性生殖孔部分。体背色棕红或灰红，腹部色较淡，体壁较厚。气腥，味微咸。（图 2）

【药材粉末显微特征】粉末淡灰色或灰黄色。斜纹肌纤维无色，少数淡棕色，肌纤维易散离或相互绞结，大多弯曲或稍平直，直径 4～36（～66）μm，边缘常不

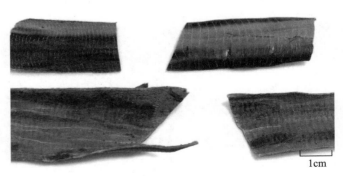

图 2　地龙药材图

1cm

整齐，有的局部膨大，明暗相间纹理不明显。表皮黄绿色或黄棕色，细胞界限不明显，有暗棕色色素颗粒，散在或聚集成条状、网状；刚毛少见，常碎断散在，淡棕色或黄棕色。（图3）

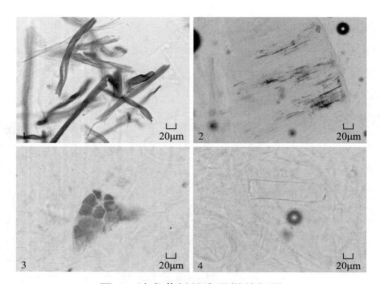

图3 地龙药材粉末显微特征图

1，2.斜纹肌纤维；3.表皮及暗棕色颗粒；4.刚毛

【采收加工】于7～9月间采收。收集后拌以稻草灰，用温水稍泡，除去体外黏膜，用小锥或针插入尾端固定、小刀将腹部由头至尾剖开，温水洗净体内泥沙，晒干或用火焙干均可。去净杂质，剪段晒干即成。

【化学成分】主要含蛋白质、油酸、硬脂酸、花生烯酸等成分。

【性味功效】性寒，味咸。清热定惊，通络，平喘，利尿。用于高热神昏，惊痫抽搐，关节痹痛，肢体麻木，半身不遂，肺热喘咳，水肿尿少。

吊球草
Diaoqiucao

【别名】石柳、四方骨、四俭草、假走马风、丸仔草等。

【基源】为唇形科吊球草属植物吊球草 *Hyptis rhomboidea* Mart. et Gal. 的干燥全草。

【分布】生于开阔荒地上。原产于美洲热带地区，现广布于热带地区。我国分布于海南、广西、广东及台湾等地。

【植物形态】一年生木质状草本，茎四棱形，高 0.5 ～ 1.5m。叶对生，被毛；叶柄长 1 ～ 3.5cm。小头状花序球形；花萼果时增大；花冠乳白色，二唇形；子房裂片球形，无毛。小坚果，基部具 2 个白色着生点。（图 1）

【药材性状】茎粗壮，四棱形，可见浅槽及细条纹。表面被白色茸毛。叶纸质易脆，展平后为披针形；腹面疏被短硬毛，背面沿脉疏被柔毛，余部密被腺点，球形小头状花序多见。（图 2）

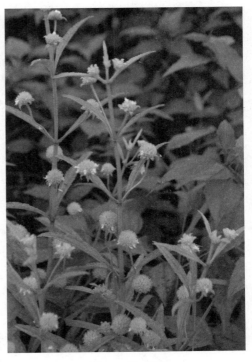

图 1　吊球草

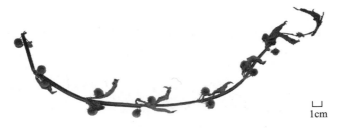

1cm

图 2　吊球草药材图

【药材粉末显微特征】粉末灰绿色。叶表皮碎片，表皮细胞长边形，垂周壁波状弯曲，气孔环式。多细胞非腺毛圆锥形，表面有疣状突起；导管较小，有具缘纹

孔导管及网纹导管，直径 30 ～ 50μm。石细胞椭圆形，胞腔较大；纤维成束排列，细胞壁厚，胞腔呈线性。（图 3）

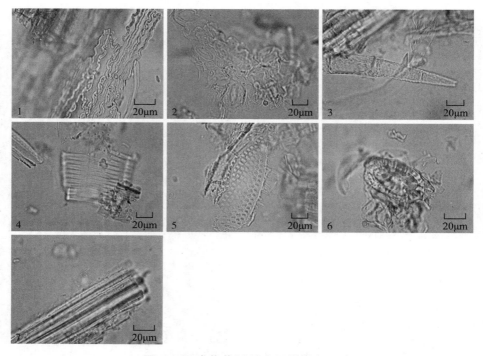

图 3　吊球草药材粉末显微特征图

1. 表皮细胞垂周壁波状弯曲；2. 环状气孔；3. 非腺毛；4. 网纹导管；
5. 具缘纹孔导管；6. 石细胞；7. 纤维

【采收加工】干燥前，先行扎把，使成一定重量及大小而后干燥，采收后往往放在通风处阴干。

【化学成分】主要含咖啡酸乙酯、熊果酸、齐墩果酸、迷迭香酸甲酯、山奈酚 –3–O–α–L– 吡喃鼠李糖 –（1 → 6）–β–D– 吡喃葡萄糖苷、冬青素 A、β– 香树脂醇等成分。

【性味功效】性凉，味苦。清热解毒，祛风祛湿，行血。用于感冒发热，中暑，肺炎，哮喘，肝炎，肝硬化，黄疸，乳腺炎，痔疮，腹痛，腹泻，尿道炎，肾炎性水肿，关节痛，皮炎，肿毒等。

丁香
Dingxiang

【别名】百结、情客、紫丁香、子丁香、丁子香等。

【基源】为桃金娘科蒲桃属植物丁香 *Syzygium aromaticum*（L.）Merr.& L. M. Perry 的干燥花蕾。

【分布】主要分布于印度尼西亚、印度、巴基斯坦和斯里兰卡等。我国海南有引种栽培。

【植物形态】常绿乔木，高达 10m。叶对生，卵状长圆形。花芳香，成顶生聚伞圆锥花序；花萼肥厚，绿色转紫色，长管状，先端 4 裂；花瓣白色稍带淡紫；雄蕊多数；子房下位；柱头不明显。浆果红棕色。（图 1）

【药材性状】稍呈研棒状，长 1 ～ 2cm，花冠圆球形，直径 0.3 ～ 0.6cm，花瓣

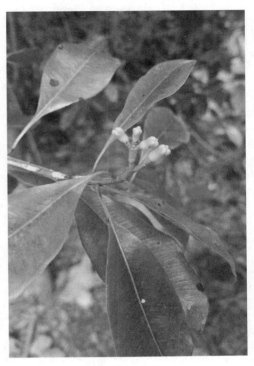

图1 丁香

4，覆瓦状抱合，棕褐色至黄褐色，花瓣内侧为雄蕊和花柱，揉搓碎后可见众多黄色细粒状的花药。萼筒圆柱状或稍弯曲，红棕色或棕褐色，上部有三角状萼片 4 枚，十字形排列。质坚实，油性充足。气香浓烈，味辛辣、麻舌。（图 2）

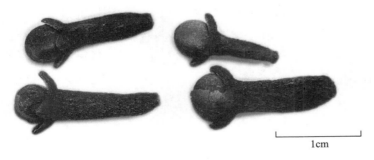

1cm

图2 丁香药材图

【药材粉末显微特征】粉末暗红棕色。花粉粒量多，极面观近三角形，赤道表面观双凸镜形，具3沟。梭形纤维顶端钝圆，壁较厚；草酸钙簇晶数目多，直径4～26μm，存在于较小的薄壁细胞中。油室多破碎，分泌细胞界限不清，内含黄色油状物。表皮细胞壁薄，形态不规则；常见网纹导管；石细胞胞腔小。（图3）

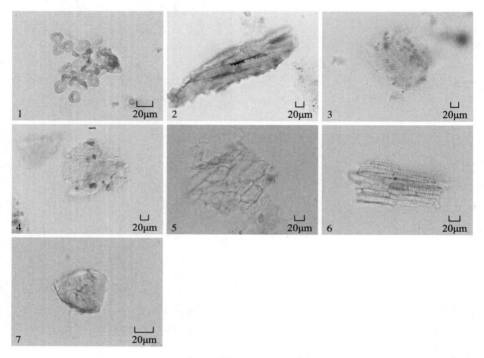

图3 丁香药材粉末显微特征图

1. 花粉粒；2. 纤维；3. 草酸钙簇晶；4. 油室；5. 表皮细胞；6. 网纹导管；7. 石细胞

【采收加工】在花蕾开始呈鲜红色时可采集，将采得的花蕾除去花梗晒干即成。

【化学成分】花蕾中主要含挥发油类化合物：丁香油酚、乙酰丁香油酚、胡椒酚、α- 衣兰烯等。花中主要含齐墩果酸、黄酮和对氧萘酮类（鼠李素、山奈酚、番樱桃素等）。

【性味功效】性温，味辛。温中降逆，补肾助阳。用于脾胃虚寒，呃逆呕吐，食少吐泻，心腹冷痛，肾虚阳痿。

独脚金
Dujiaojin

【别名】疳积草、黄花草等。

【基源】为列当科独脚金属植物独脚金 *Striga asiatica*（L.）O. Kuntze 的干燥全草。

【分布】生于山地、丘陵地的草坡上，寄生在禾本科植物如蜈蚣草、纤毛鸭嘴草等的根上。分布于广东、海南、福建、广西等地。

【植物形态】一年生半寄生小草本，高 6～25cm，全株粗糙，被硬毛。茎多呈四方形，有2条纵沟。茎下部叶对生，上部叶互生，无柄。叶片线形，最下部的叶常退化成鳞片状。黄色或紫色花常腋生。雄蕊4枚，内藏。蒴果，种子细小。（图1）

【药材性状】茎纤细，多不分枝，或在上部分枝，灰黑色，被粗糙短毛；质柔略韧。叶小，互生，线形或披针形，灰褐色或绿褐色，多疏贴茎上；叶腋有黄色或紫色小花，呈疏穗状，苞片明显，比萼长，萼筒有10条棱线。气无，味淡。（图2）

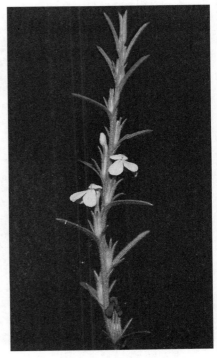

图1 独脚金

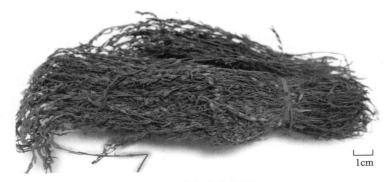

图2 独脚金药材图

【药材粉末显微特征】粉末深黄色。表皮细胞长方形，气孔平轴式；表皮细胞上含较多的分枝状非腺毛。皮层薄壁细胞含棕色块；花粉粒细胞近圆形。果皮上具有纵条纹，其厚壁细胞间呈斜向平行排列；纤维呈束排列；具网纹导管。（图3）

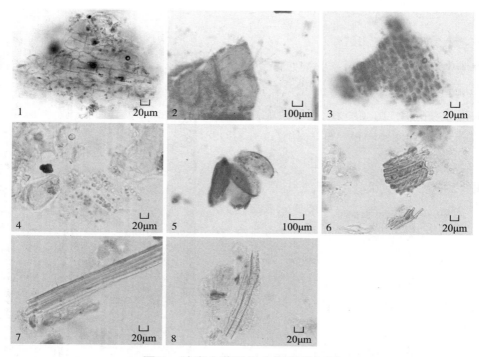

图3　独脚金药材粉末显微特征图

1. 表皮细胞及平行式气孔；2. 非腺毛；3. 皮层薄壁细胞（含棕色块）；4. 花粉粒（数目多）；

5. 果皮细胞；6. 果皮厚壁细胞；7. 纤维束；8. 网纹导管

【采收加工】夏、秋季采收。拔取全株，洗净，扎成小束，晒干。

【化学成分】主要含独脚金醇、木犀草素 –3,4– 二甲醚、金合欢素 –7– 甲醚、金圣草黄素、芹菜苷元等成分。

【性味功效】性凉，味甘、苦。健脾消积，清热杀虫。用于小儿伤食，疳积黄疸，夜盲，夏季热，腹泻，肝炎。

钝叶鱼木
Dunyeyumu

【别名】赤果鱼木。

【基源】为山柑科鱼木属植物钝叶鱼木 *Crateva trifoliata*（Roxb.）B. S. Sun 的干燥叶片。

【分布】分布于广东、广西、海南、云南等地。

【植物形态】乔木或灌木，高 1.5 ～ 30m，花常先叶开放。枝灰褐色，小枝干后红褐色。叶干后呈淡红褐色，生花小枝干后暗紫色；花瓣白色转黄色；雄蕊15 ～ 26，紫色，不等长；果球形，干后均呈红紫褐色；种子多数。（图 1）

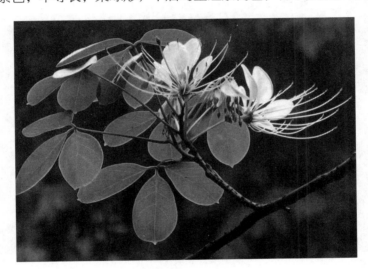

图 1 钝叶鱼木

【药材性状】叶常破碎卷曲，近革质。完整叶展平后为椭圆形或倒卵形，长6 ～ 8.5cm，宽 3 ～ 3.8cm，顶端圆急尖或钝急尖，基部两侧不对称，腹面呈淡红褐色，背面淡黄色。叶革质，气味，味淡。（图 2）

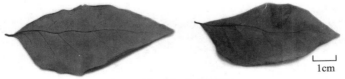

图 2 钝叶鱼木药材图

【药材粉末显微特征】粉末黄绿色。表皮细胞近六边形，凹凸不平，可见放射状纹理；气孔平轴式。非腺毛有两种，分枝状非腺毛和单一腺毛；腺鳞常由2细胞组成，形态不规则，近三角形和哑铃型；可见圆形油室，纤维束散在，具螺纹导管。（图3）

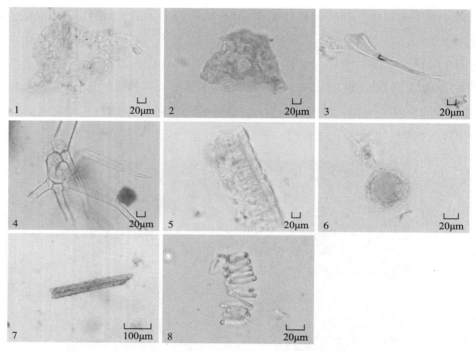

图3　钝叶鱼木药材粉末显微特征图

1.表皮细胞；2.平轴式气孔；3.单一非腺毛；4.分枝状非腺毛；5.腺鳞；6.油室；
7.纤维；8.螺纹导管

【采收加工】将成熟叶采摘，干燥。

【化学成分】化合物类型以脂肪烃类、醇类、酸类为主。

【性味功效】叶健胃；果实有毒，用于治疗跌打损伤。

鹅不食草

Ēbushicao

【别名】老鼠脚迹、地胡椒、大鹅不食等。

【基源】为菊科球菊属植物鹅不食草 *Epaltes australis* Less. 的干燥全草。

【分布】生于旱田中或沙地上。分布于我国海南、台湾、福建、广东、广西及云南等地。

【植物形态】一年生草本。茎枝铺散或匍匐状，基部分枝多。单叶互生，边缘有不规则的粗锯齿，无毛，侧脉 2～3 对。头状花序多数；总苞半球形，总苞片4层。雌花多数，两性花有腺点；雄蕊4个。瘦果具10条棱，无冠毛。（图1）

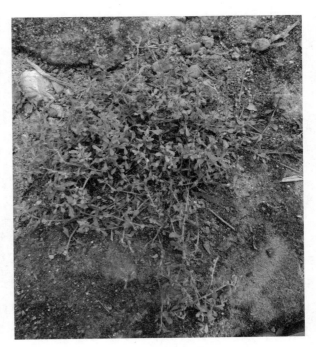

图1　鹅不食草

【药材性状】药材卷曲成团。主根直径约 0.1～0.3cm，须根纤细，淡黄色。茎细，分枝多；质脆，容易折断。叶小，叶片多皱缩、破碎，完整者展平后呈匙形，表面灰绿色或棕褐色。头状花序黄色或黄褐色。气微香，久嗅有刺激感，味苦、微辛。（图2）

【药材粉末显微特征】粉末灰绿色至灰棕色。叶表皮细胞呈类多角形，垂周壁薄，波状弯曲；不定式气孔，副卫细胞4～6个。茎表皮细胞呈长方

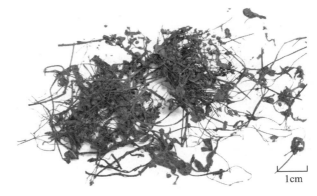

图2　鹅不食草药材图

1cm

形或类多角形，壁稍厚，波状弯曲，具腺毛；腺毛顶面观呈鞋底形，细胞成对排列，内含黄色物；非腺毛多细胞，先端常呈钩状或卷曲。花粉粒淡黄色，呈类圆形，直径 15 ～ 22μm，具 3 孔沟，表面有刺。具网纹和螺纹导管。（图 3）

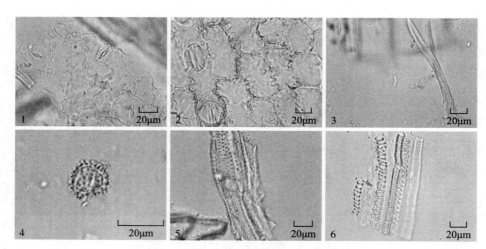

图 3　鹅不食草药材粉末显微特征图

1. 叶表皮细胞及气孔；2. 腺毛；3. 非腺毛；4. 花粉粒；5. 网纹导管；6. 螺纹导管

【采收加工】夏、秋季采收，除去杂质，洗净，鲜用。

【化学成分】主要含棕榈酸蒲公英甾醇酯、乙酸蒲公英甾醇酯、谷甾醇、川陈皮素、羽扇豆醇、槲皮素 –3– 甲酯等成分。

【性味功效】性温，味辛。发散风寒，通鼻窍，止咳。用于风寒头痛，咳嗽痰多，鼻塞不通，鼻渊流涕。

飞机草
Feijicao

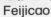

【别名】解放草、马鹿草、破坏草、黑头草、大泽兰等。

【基源】为菊科飞机草属植物飞机草 *Chromolaena odorata*（Linn.）R. M. King et H. Rob. 的干燥全草。

【分布】分布于我国海南、广东、台湾、广西、云南、贵州、香港、澳门等地。

【植物形态】根茎粗壮，横走。茎直立，高 1～3m；分枝粗壮，常对生。叶对生，常卵形，全缘。头状花序常排成复伞房状或伞房花序，总苞圆柱形，总苞片 3～4 层，覆瓦状排列。花白色或粉红色。瘦果黑褐色，5 棱。（图 1）

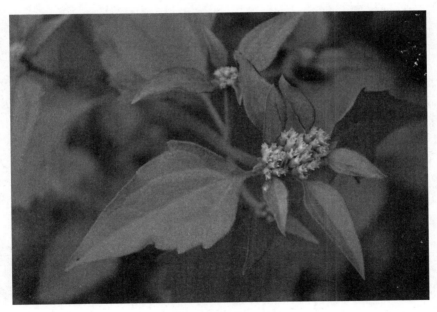

图 1 飞机草

【药材性状】茎较粗壮，可见浅槽及细条纹，表面被白色茸毛，断面中空。叶常破碎，完整叶展平后为卵状三角形，腹面浅黑色，背面浅黄绿色；腹面疏被短硬毛，背面沿脉疏被柔毛，余部密被腺点，叶柄较长，白色小头状花序。（图 2）

【药材粉末显微特征】粉末淡黄绿色。叶表皮细胞碎片多见，表皮细胞的垂周壁波状弯曲，气孔为不定式，副卫细胞 3～5 个。非腺毛略弯曲，薄壁，多细胞组成竹节或圆锥状；腺鳞圆球状，柄较短；具螺纹或网纹导管。（图 3）

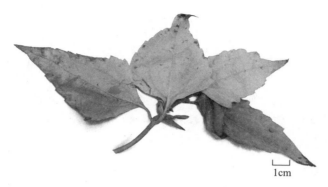

图2　飞机草药材图

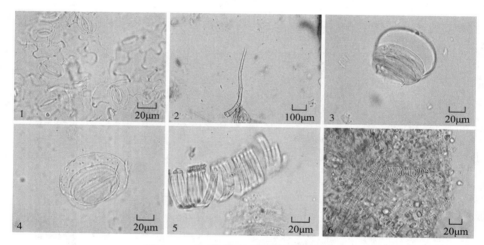

图3　飞机草药材粉末显微特征图

1.表皮细胞及气孔；2.非腺毛；3，4.腺鳞；5.螺纹导管；6.网纹导管

【采收加工】夏、秋季采收，洗净，鲜用。

【化学成分】①鲜枝叶主要含挥发油：香豆素、乙酸龙脑酯、芳樟醇、泽兰醇等。②地上部分含黄酮类：异樱花素、飞机草素、刺槐素、山柰素等。③其他成分：羽房豆醇、β-香树脂醇、环氧羽房豆醇、γ-谷甾醇等。

【性味功效】性温，味微辛；有小毒。散瘀消肿，止血，杀虫。用于跌打肿痛，外伤出血，蚂蝗叮咬出血不止，疮疡肿毒等。鲜叶揉碎涂下肢可防治蚂蝗叮咬。

飞龙掌血
Feilongzhangxue

【别名】三百棒、飞龙斩血、见血飞、血棒头、飞见血等。

【基源】为芸香科飞龙掌血属植物飞龙掌血 *Toddalia asiatica*（L.）Lam. 的干燥根。

【分布】分布于秦岭南坡以南各地及华南、西南、东南等地区。

【植物形态】木质蔓生藤本。老茎干具凸起皮孔，茎枝及叶轴有下弯锐刺。小叶对光透视可见透明油点，揉之有香气。花淡黄白色；雄花序为伞房状圆锥花序；雌花序呈聚伞圆锥花序。果具 4～8 条纵向浅沟纹，干后甚明显。（图 1）

【药材性状】根圆柱形，略弯曲，直径 0.5～3.5cm。表面灰黄色至深黄棕色，粗糙，有细纵纹。皮孔稍凸起，白色长椭圆形。栓皮易脱落，露出棕褐色或浅红棕色的皮部。质坚硬，不易折断。气微，味辛、苦，有辛凉感。（图 2）

【药材粉末显微特征】粉末黄绿色。草酸钙簇晶多角形，散在排列；纤维成束或者与方晶结合为晶鞘纤维。有具缘纹孔导管和网纹导管；草酸钙柱晶量较多，直径 8～20μm。石细胞呈椭圆形、圆形

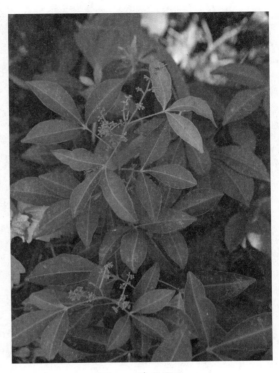

图 1　飞龙掌血

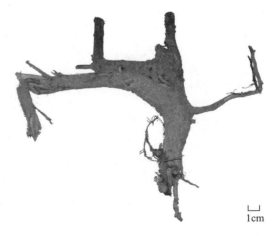

1cm

图 2　飞龙掌血药材图

或不规则长圆形，壁厚，胞腔明显。（图3）

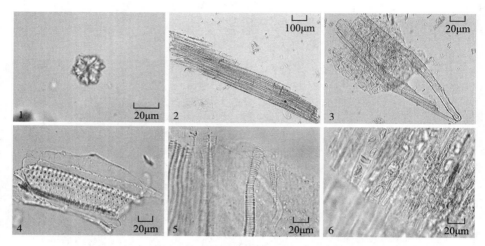

图3 飞龙掌血药材粉末显微特征图

1. 草酸钙簇晶；2. 纤维；3. 晶鞘纤维；4. 具缘纹孔导管；5. 网纹导管；
6. 草酸钙柱晶及石细胞

【采收加工】全年均可采收，挖根，洗净，鲜用或切段晒干。

【化学成分】①根主要含生物碱：白屈菜红碱、小檗碱、飞龙掌血默碱等。②根皮主要含：去二羟基飞龙掌血内酯、九里香内酯、异茴芹香豆精、6- 甲酰基柠檬油素、飞龙掌血内酯烯醇、橙皮苷、β- 香树脂醇等。

【性味功效】性温，味辛、微苦；有小毒。散瘀止血，祛风除湿，解毒，消肿止痛。用于腰痛，胃痛，肋间神经痛，风湿骨痛，痛经，血瘀崩漏，经闭，疮痈肿毒，跌打损伤，咯血等。

枫香
Fengxiang

【别名】路路通、枫实、枫果、九空子、狼目、枫树球等。

【基源】为金缕梅科枫香树属植物枫香树 *Liquidambar formosana* Hance 的叶和果序。

【分布】生于山地常绿阔叶林中。分布于秦岭及淮河以南各地。

【植物形态】落叶乔木。叶互生；叶柄长 3 ～ 7cm；叶片心形，常 3 裂。花单性，雌雄同株，无花被；雄花葇荑花序；雌花圆球形头状花序；果序圆球形有刺，蒴果有宿存花萼和花柱，两瓣裂开，每瓣 2 浅裂。种子多数，细小，扁平。（图 1）

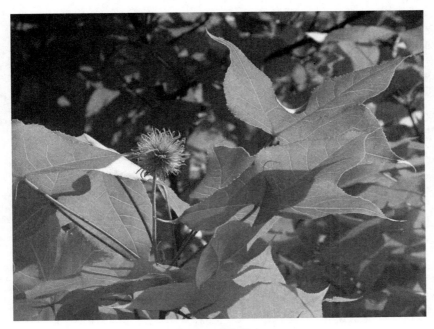

图 1　枫香树

【药材性状】叶多破碎，完整叶片阔卵形，掌状 3 裂，基部心形，边缘有细锯齿；腹面灰绿色，背面浅棕色，叶背面叶脉明显突起；叶柄长 7 ～ 11cm。质脆，易破碎，揉之有清香气，味辛、微苦涩。果序球形，直径 2 ～ 3cm。基部有总果梗。表面灰棕色或棕褐色，尖刺及喙状小钝刺多数，长 0.5 ～ 1mm，常折断。小果顶部开裂，有蜂窝状小孔。体轻，质硬。气微，味淡。（图 2）

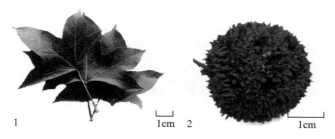

图2　枫香药材图

1.枫香叶；2.路路通

【药材粉末显微特征】

（1）叶　粉末黄褐色。叶表皮细胞近椭圆形，气孔平轴式，副卫细胞2个。非腺毛单细胞，常弯曲，细胞壁较厚，常见；有网纹导管和螺纹导管。（图3）

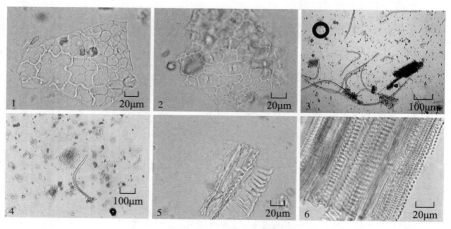

图3　枫香药材粉末显微特征图（叶）

1.表皮碎片；2.平轴式气孔；3、4非腺毛；5.网纹导管；6.螺纹导管

（2）果序　粉末棕褐色。纤维常断裂，长短不一，末端稍钝或钝圆，壁多波状弯曲，木化，孔沟有时明显。果皮石细胞类方形、梭形、不规则形或分枝状，壁极厚，胞腔宽窄不一。单细胞非腺毛常弯曲；有网纹和螺纹导管；棕黄色色素块常见。（图4）

【采收加工】春、夏季采摘叶，洗净，鲜用或晒干。冬季采摘果实，除去杂质，洗净，晒干。

【化学成分】①叶主要成分为杨梅树皮素–3–*O*–（6″–*O*–没食子酰）葡萄糖苷、三叶豆苷、木麻黄鞣质、长梗马兜铃素、左旋莽草酸等成分。②路路通主要成分

为桦木酮酸、没食子酸、路路通酮 A 等。

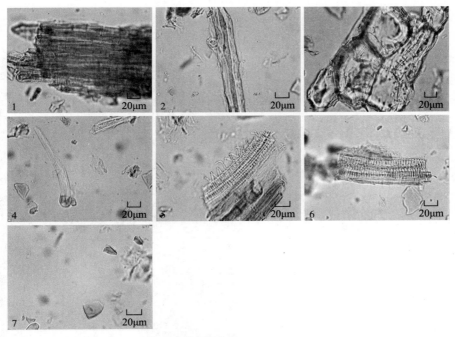

图 4　枫香药材粉末显微特征图（果序）

1.纤维；2，3.石细胞；4.非腺毛；5.螺纹导管；6.网纹导管；7.色素块

【性状功效】①叶：性平，味辛、苦。行气止痛，解毒，止血。用于胃脘疼痛，伤暑腹痛，痢疾，泄泻，痈肿疮疡，咳血，吐血，创伤出血等。②果序：性平，味苦。祛风活络，利水，通经。用于关节痹痛，麻木拘挛，水肿胀满，乳少，经闭。

凤尾蕨
Fengweijue

【别名】井口边草、凤尾草、线鸡尾、玉龙草、凤尾接骨草、爬岩龙等。

【基源】为凤尾蕨科凤尾蕨属植物凤尾蕨 Pteris cretica var. nervosa（Thunb.）Ching et S. H. Wu 的干燥或新鲜全草。

【分布】生于海拔 2000m 以下的阴湿处或石灰岩缝中。分布于我国长江以南各省区，向北到陕西南部，向西到西藏东部。

【植物形态】植株高 50～70cm。根状茎短。叶簇生，二型；叶片卵圆形，一回羽状；不育叶羽片狭披针形，叶缘有锯齿；能育叶羽片具锐锯齿。叶干后纸质，无毛；叶轴

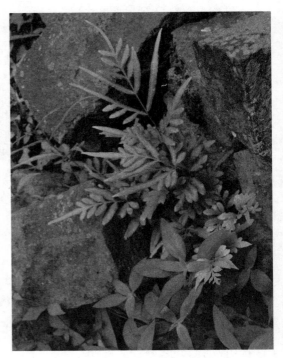

图 1　凤尾蕨

平滑。孢子囊群生于羽片边缘至近先端而止，囊群盖线形。（图 1）

【药材性状】本品多为小捆状。全草长 25～70cm。根茎短，棕褐色，基部须根丛生。簇生叶叶柄细，有棱，棕黄色或黄绿色，易折断。叶片草质，灰绿色；叶片边缘有不整齐锯齿和反卷两种类型，孢子囊群生于羽片下面边缘。气微，味淡或微涩。（图 2）

【药材粉末显微特征】粉末黄绿色。上（下）表皮细胞垂周壁波状弯曲，下表皮有气孔及少数腺毛；气孔类型主要含不定式，副卫细胞 3～4 个。孢子囊长圆形或类圆形，直径约至 320μm；孢子极面观类三

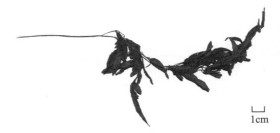

图 2　凤尾蕨药材图

角形，直径 33 ～ 47μm；孢子囊群盖椭圆形，胞腔较大。纤维成束排列；有具缘纹孔导管和螺纹导管；偶见草酸钙簇晶。（图 3）

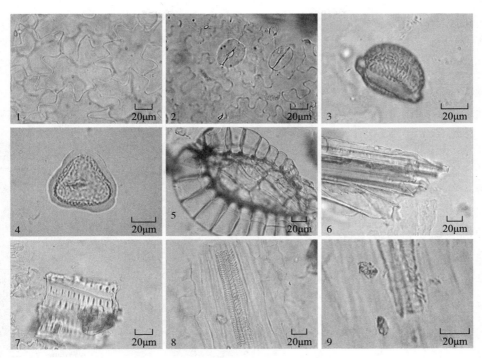

图 3　凤尾蕨药材粉末显微特征图

1. 表皮碎片；2. 下表皮及不定式气孔；3. 孢子囊；4. 孢子；5. 孢子囊群盖；6. 纤维；
7. 具缘纹孔导管；8. 螺纹导管；9. 草酸钙簇晶

【采收加工】全年可采收，鲜用或洗净，切断，晒干。

【化学成分】主要含倍半萜、二萜及其苷、黄酮及其苷、挥发油类等成分。

【性味功效】性寒，味淡、微苦。清热利湿，凉血止血，消肿解毒。用于黄疸型肝炎，肠炎，细菌性痢疾，淋浊，带下，吐血，衄血，便血，尿血，扁桃体炎，腮腺炎，痈肿疮毒，湿疹等。

干蟾
Ganchan

【别名】癞蛤蟆、蛤巴、癞疙疱、蟾蜍。

【基源】为蟾蜍科蟾蜍属动物黑眶蟾蜍 *Duttaphrynus melanostictus* Schneider 的全体去内脏部分的干燥体。

【分布】分布于我国浙江、江西、贵州、福建、广东、广西、海南、台湾等地。

【动物形态】体长 7 ～ 10cm，雄性略小；头高，头宽大于头长；头部沿吻棱、眼眶上缘、鼓膜前缘及上下颌缘有十分明显的黑色骨质棱或黑色线。足短于胫；趾侧有缘膜，相连成半蹼，关节下瘤不明显；皮肤极粗糙，除头顶部无疣外，其余布满大小不等之圆形疣粒，疣粒上有黑点或刺；头两侧为长圆形之耳腺；体大的黑眶蟾蜍腹面满布小棘。（图 1）

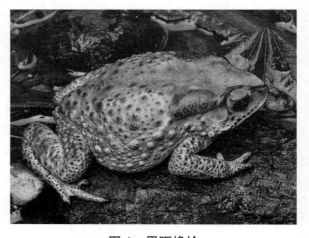

图 1　黑眶蟾蜍

【药材性状】干蟾全体拘挛抽皱，纵面有棱角，四足伸缩不一，表面灰绿色或绿棕色。除去内脏的，腹腔内面为灰黄色，可见到骨骼及皮膜。气微腥，味辛。以个大、身干、完整者为佳。（图 2）

【药材粉末显微特征】粉末近黑色。表皮细胞 5 ～ 6 边形，近等径，角质化，这些细胞平周面上有脑纹状、颗粒状、短棒状等的角质化纹理；蟾皮外表面上凸起的毒腺外覆盖角化表皮细胞结构；表面有多数大型细胞间隙和麻点状纹孔。真皮可见长条状红色分泌物

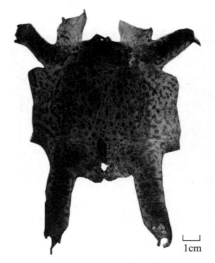

1cm

图 2　干蟾药材图

的分泌道、长条状肌纤维、皮下肌肉和脂肪碎片。（图3）

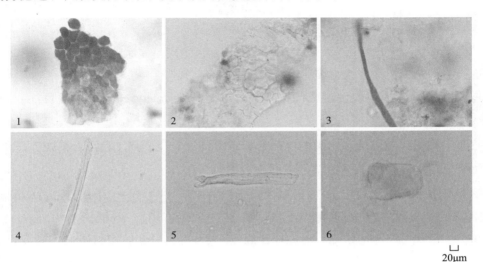

20μm

图3　干蟾药材粉末显微特征图

1. 背面表皮细胞；2. 腹面表皮细胞；3. 分泌道；4. 肌纤维；5. 皮下肌肉；6. 脂肪碎片

【采收加工】夏、秋季捕捉。捕得后，先采去蟾酥，然后将蟾蜍杀死后除去内脏将体腔撑开晒干。

【化学成分】主要含胆甾醇、壬酸、癸酸等成分，少量为正十八烷、正十九烷、正三十烷、二十一烷、十八碳二烯酸等成分。

【性味功效】辛，凉；有毒。破癥结，行水湿，化毒，杀虫，定痛。用于疔疮，发背，阴疽瘰疬，恶疮，癥瘕癣积，臌胀，水肿，小儿疳积，慢性气管炎等。

岗稔
Gangren

【别名】山稔子、山菍、豆稔干、稔果、乌肚子、哆咘仔等。

【基源】为桃金娘科桃金娘属植物桃金娘 *Rhodomyrtus tomentosa*（Ait.）Hassk. 的干燥根。

【分布】生于丘陵坡地，为酸性土指示标志植物。分布于我国台湾、福建、广东、广西、海南、云南、贵州、江西、湖南等地。

【植物形态】灌木，高 1～2m；嫩枝有灰白色柔毛。叶对生，革质，叶片椭圆形或倒卵形，离基三出脉，中脉有侧脉 4～6 对，网脉明显；叶柄长 4～7mm。花常单生，紫红色；萼裂片 5，宿存；花瓣 5；雄蕊多数。浆果熟时紫黑色。（图 1）

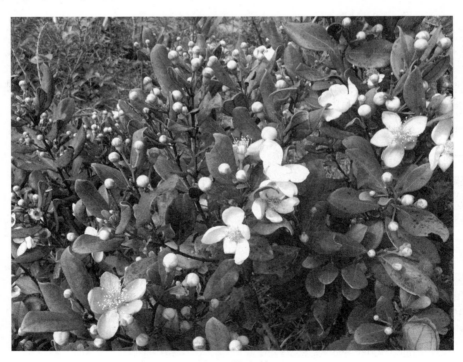

图 1　桃金娘

【药材性状】主根圆柱形，略弯曲，直径 0.5～3cm，支根较多。表面深棕色，粗糙。商品多为不规则的片或短段。横切面周皮棕色，粗糙，较薄，易脱落。木质部占绝大部分，棕黄色，有同心环纹。质坚硬，不易折断。气微，味涩。（图 2）

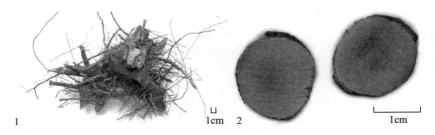

图2　岗稔药材图

1. 根；2. 根横切面

【药材粉末显微特征】粉末棕黄色。非腺毛弯曲；纤维梭形，顶端钝圆，壁较厚，胞腔狭窄。有石细胞；木栓细胞排列紧密，垂周壁连珠状增厚，内含棕色物质；草酸钙方晶与纤维束结合成晶鞘纤维；有具缘纹孔导管。（图3）

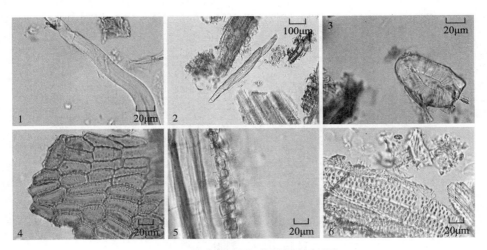

图3　岗稔药材粉末显微特征图

1. 非腺毛；2. 纤维；3. 石细胞；4. 木栓细胞；5. 草酸钙方晶；6. 具缘纹孔导管

【采收加工】秋、冬季采挖根，切片晒干。

【化学成分】主要含丁香酚、β-丁香烯、乙酰丁香酚；此外，还含黄酮类化合物。

【性味功效】性平，味甘、涩。养血止血，涩肠固精。用于血虚体弱，吐血，鼻衄，劳伤咯血，便血，崩漏，遗精，带下，痢疾，脱肛，烫伤，外伤出血等。

岗松
Gangsong

【别名】扫把枝、松毛枝、蛇虫草、鸡儿松、扫帚子、沙松、蚊松等。

【基源】为桃金娘科岗松属植物岗松 *Baeckea frutescens* L. 的干燥枝叶。

【分布】喜生于低丘及荒山草坡与灌丛中，是酸性土的指示植物。分布于我国福建、广东、广西、海南及江西等地。

【植物形态】灌木，嫩枝纤细，多分枝。叶小，叶片狭线形或线形，有透明油腺点，中脉 1 条，无侧脉。白色花小，单生于叶腋内。蒴果小，长约 2mm；种子扁平，有角。（图 1）

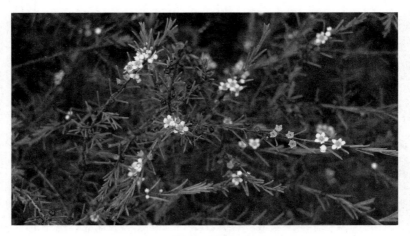

图 1　岗松

【药材性状】枝圆柱形，表面灰绿色。叶对生，叶线形或线状锥形，黄绿色，无毛，长 5～10mm，宽不到 1mm，全缘，先端尖，基部渐狭，侧脉不显著，具透明油点，无柄或具短柄。气香，味苦、涩。（图 2）

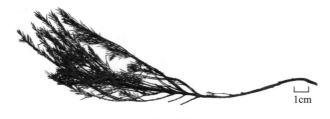

1cm

图 2　岗松药材图

【药材粉末显微特征】粉末黄褐色。叶表皮细胞多角形或类圆形，垂周壁平直，不定式或平轴式气孔。油室密集，大型，椭圆形，直径 30 ～ 100μm；草酸钙簇晶散在排列，直径 13 ～ 25μm；纤维成束排列；有网纹导管。（图 3 ）

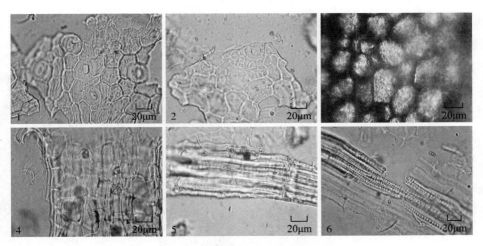

图 3　岗松药材粉末显微特征图

1. 表皮细胞及不定式气孔；2. 平轴式气孔；3. 油室；4. 草酸钙簇晶；
5. 纤维；6. 网纹导管

【采收加工】夏、秋季采收，洗净，晒干。

【化学成分】叶含挥发油，主要为 α- 蒎烯、桃金娘醛、柠檬烯、龙脑、百里香酚、丁香烯等成分。

【性味功效】性凉，味苦、辛。化瘀止痛，清热解毒，利尿通淋，杀虫止痒。用于跌打损伤，肝硬化，热泻，热淋，小便不利，阴痒，脚气，湿疹，皮肤瘙痒，疥癣，水火烫伤，虫蛇咬伤等。

杠板归
Gangbangui

【别名】刺犁头、贯叶蓼、倒金钩、犁尖草、鱼尾花、虎舌草等。

【基源】为蓼科蒿蓄属植物杠板归 *Polygonum perfoliatum* L. 的干燥或新鲜全草。

【分布】生于海拔 80 ～ 2300m 的田边、路旁、山谷湿地。全国均有分布。

【植物形态】一年生攀缘草本。茎长 1 ～ 2m，具纵棱，沿棱具稀疏的倒生皮刺。叶互生，三角形，长 3 ～ 7cm，宽 2 ～ 5cm，叶柄具倒生皮刺，托叶圆形或近圆形，抱茎。总状花序短穗状，黑色瘦果球形，有光泽，包于宿存花被内。（图 1）

【药材性状】干燥茎略呈方柱形，表面紫红色，光滑，表面纵纹细直，刺倒生，节上具有托叶鞘。折断面纤维性，黄白色，具白色疏松的髓或小孔隙。叶片互生，焦黄绿色，多破碎皱缩，完整者展平后近等边三角形，倒钩状刺也见于叶片主脉及叶柄，质脆。有时可见穗状花序。气微弱，味微酸。（图 2）

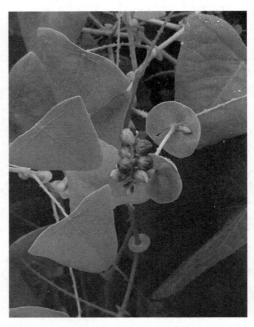

图 1　杠板归

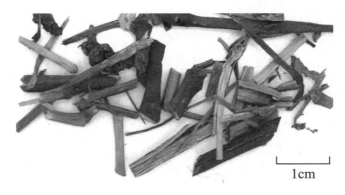

1cm

图 2　杠板归药材图

【药材粉末显微特征】粉末黄绿色。上表皮细胞为多角形或长方形，大小为30～85μm，垂周壁近平直或稍弯曲；下表皮细胞形状不规则，垂周壁呈波浪状弯曲；气孔较多，常为不等式。草酸钙簇晶常见，棱角尖或钝；非腺毛多细胞组成，圆锥状弯曲；腺鳞，头部圆球状，由2～8个细胞组成；分泌细胞淡黄色，圆形或类圆形；具缘孔纹导管和螺纹导管多见，两端平直或延伸成尾状；网纹导管少见。纤维成束或单个排列。（图3）

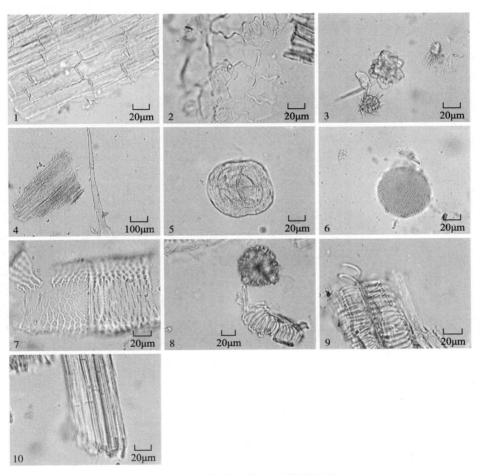

图3　杠板归药材粉末显微特征图

1.上表皮细胞；2.下表皮及气孔；3.草酸钙簇晶；4.非腺毛；5.腺鳞；6.分泌细胞；
7.具缘纹孔导管；8.螺纹导管；9.网纹导管；10.纤维

【采收加工】药用以8月中、下旬至9月上、中旬采收为佳，采收时在离近地面处割下，运回后或将茎蔓斩切成约3cm的小段晒干装袋备用。

【化学成分】主要含长寿花糖苷、槲皮素 $-3-O-\beta-D-$ 吡喃葡萄糖苷、地芰普内酯、氢化胡椒苷等成分。

【性味功效】性微寒，味酸。清热解毒，利湿消肿，散瘀止血。用于热毒或湿热蕴结所致的乳蛾、黄疸、泻痢、瘰疬、湿疹、天疱疮、痈疮肿毒、毒蛇咬伤及水肿、淋浊带下、吐血、便血、风火赤眼、跌打肿痛、顿咳、痔瘘等。

高良姜
Gaoliangjiang

【别名】良姜、小高良姜、小良姜、风姜、海良姜等。

【基源】为姜科山姜属植物高良姜 *Alpinia officinarum* Hance 的干燥根茎。

【分布】分布于我国广东、海南、云南和广西等地。

【植物形态】多年生草本，高 30 ～ 120cm。根茎圆柱形，具芳香味。叶 2 列，叶片线状披针形。叶鞘抱茎。圆锥花序顶生，花萼和花冠管外面均被短毛，唇瓣长圆状匙形，发育雄蕊 1，子房 3 室。蒴果球形，种子具假种皮。（图 1）

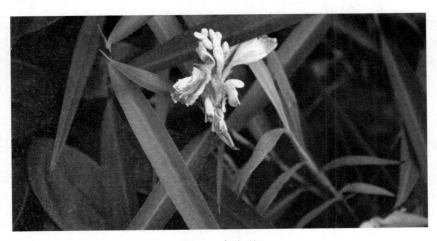

图 1　高良姜

【药材性状】根茎圆柱形，常弯曲分枝，长 5 ～ 9cm，直径 1 ～ 1.5cm。表面棕红色至暗褐色，具细密纵皱纹和灰棕色波状环节，节间长 0.2 ～ 1cm。质坚韧，不易折断，断面灰棕色或红棕色。气香，味辛辣。（图 2）

【药材粉末显微特征】粉末紫棕色。分泌细胞常破碎，完整者类圆形或椭圆形，直径 40 ～ 48μm，含橙红色或棕红色树脂状物。鳞叶表皮细胞多角形，细胞垂周壁较平直；具

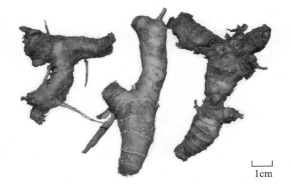

1cm

图 2　高良姜药材图

网纹导管及螺纹导管；棕色块常见；纤维成束排列。有时可见小方晶；淀粉粒单粒，长 24 ～ 93μm，直径 8 ～ 27μm，脐点点状、短缝状或三叉状，偏于一端或位于中部；复粒由 2 ～ 8 分粒组成，半复粒偶见。（图 3）

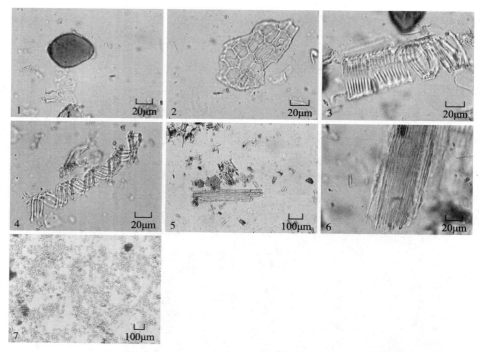

图 3 高良姜药材粉末显微特征图

1. 分泌细胞；2. 鳞叶表皮细胞；3. 网纹导管；4. 螺纹导管；
5. 棕色块、方晶、晶鞘纤维；6. 纤维；7. 淀粉粒

【采收加工】夏末秋初采挖，除去须根和残留的鳞片，洗净，切段，晒干。

【化学成分】主要含 1，8– 桉叶素、高良姜素等成分。

【性味功效】性热，味辛。温胃止呕，散寒止痛。用于脘腹冷痛，胃寒呕吐，嗳气吞酸。

构树
Goushu

【别名】楮、榖树、楮桃树、沙纸树、酱黄木、谷桑等。

【基源】为桑科构属植物构树 *Broussonetia papyrifera*（Linn.）L' Heritier ex Ventenat 的干燥枝叶。

【分布】野生或栽培。分布于我国黄河、长江和珠江流域地区。

【植物形态】落叶乔木，高 10～20m。小枝密生柔毛，全株含乳汁。叶两侧常不相等，边缘具粗锯齿，不分裂或 3～5 裂，表面粗糙，疏生糙毛，背面密被绒毛，基生叶脉三出；叶柄被糙毛；具托叶。雌雄异株，雄花序为柔荑花序，花被 4 裂，雄蕊 4；雌花序球形头状。成熟聚花果橙红色，肉质；瘦果表面有小瘤。（图 1）

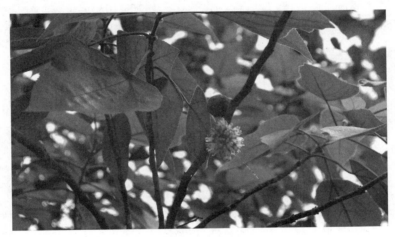

图 1　构树

【药材性状】小枝密生柔毛，树皮暗灰色，茎断面中空，全体含乳汁。叶柄细长。叶片纸质，腹面黄绿色，背面灰白色，叶多破碎皱缩，粗糙。完整者展平后阔卵形，常深分裂，边缘有粗锯齿。（图 2）

【药材粉末显微特征】粉末黄褐色。表皮细胞草酸钙簇晶密集成行排列，具有钟乳体。叶柄上圆锥形非腺毛密

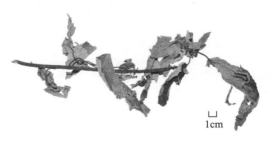

图 2　构树药材图

集；腺毛圆锥形，头部多细胞；腺鳞圆球形，多细胞组成；气孔环式；有螺纹导管和网纹导管。（图3）

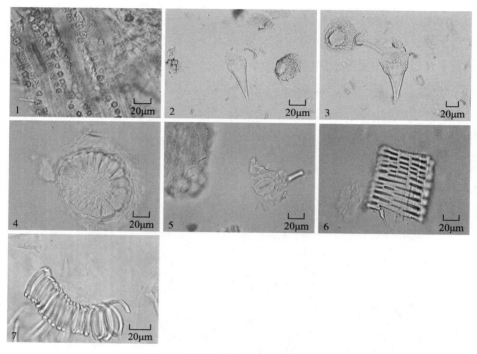

图3　构树药材粉末显微特征图

1.草酸钙簇晶和钟乳体；2.非腺毛；3.腺毛；4.腺鳞；5.气孔；
6.网纹导管；7.螺纹导管

【采收加工】夏、秋季采叶、果实；冬、春季采根皮、树皮，阴干。

【化学成分】叶主要含蛋白质、氨基酸、维生素、碳水化合物及微量元素等营养成分。

【性味功效】性凉，味甘。凉血止血，利尿，解毒。用于吐血，衄血，崩漏，金疮出血，水肿，疝气，痢疾，毒疮等。

谷精珠
Gujingzhu

【别名】谷精草、戴星草、谷精、洋谷精等。

【基源】为谷精草科谷精草属植物毛谷精草 *Eriocaulon australe* R. Br. 干燥带花茎的头状花序。

【分布】生于水塘、湿地。分布于江西、福建、湖南、广东、海南。

【植物形态】大型草本。叶狭带形，丛生，两面疏被长柔毛，对光能见横格。鞘状苞片被长柔毛；花序近球形，基部平截，灰白色，坚实，不压扁；总苞片开展而不反折，软骨质，背面常有疏毛；总花托有毛；苞片背面上部密生白短毛。种子卵圆形，表面具横格，每格具 1 ～ 2 "T" 字形突起。（图 1）

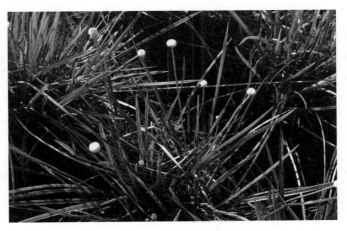

图 1　毛谷精草

【药材性状】头状花序呈半球形，直径 6 ～ 8mm，外部苞片覆瓦状紧密排列，密生白短毛；花序顶部灰白色，下面内凹，棕黄色，质地较坚实；花序内含多数黑色花药及细小黄绿色未成熟的果实。花茎纤细，长短不一，直径不及 1mm，淡黄绿色，有棱线数条，扭曲，质地较柔软，不易折断。无臭，味淡。（图 2）

【药材粉末显微特征】粉末黄绿色。花茎表皮细胞表面观长方形，垂周壁波浪弯曲。气孔平轴式，类长方形，保卫细胞长条形，与副卫细胞相平行。非腺毛圆锥形，1 ～ 4 细胞，长可达 1200μm。腺毛数目极

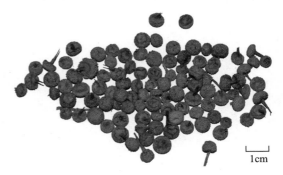

图 2　谷精珠药材图

1cm

多，呈乳头状突起。花粉粒类圆形，萌发孔螺旋状。纤维成束排列，网纹导管。（图3）

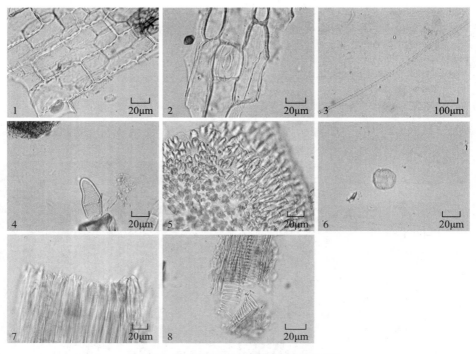

图3　谷精珠药材粉末显微特征图

1.表皮细胞垂周壁波状弯曲；2.平轴式气孔；3.非腺毛；4，5.腺毛；6.花粉粒；
7.纤维；8.网纹导管

【采收加工】秋季采收，将花茎拔出，除净泥杂，晒干。

【化学成分】主要含谷精草素。

【性味功效】性平，味辛、甘。疏散风热，明目退翳。用于风热目赤肿痛，畏光，眼生翳膜等。

广金钱草
Guangjinqiancao

【别名】落地金钱、铜钱草、马蹄香。

【基源】为豆科山蚂蝗属植物广金钱草 *Desmodium styracifolium*（Osb.）Merr. 的干燥地上部分。

【分布】分布于海南、福建、广东、广西、湖南等地。主产于广东。

【植物形态】灌木状草本，高 30～90cm。茎直立，枝密被伸展的黄色短柔毛。小叶常 1 片，少 3 小叶；顶端小叶圆形，先端微凹，基部心形，上面无毛，下面密被贴伏的茸毛，脉上最密。托叶具条纹。总状花序，雄蕊 10，2 体；荚果。（图 1）

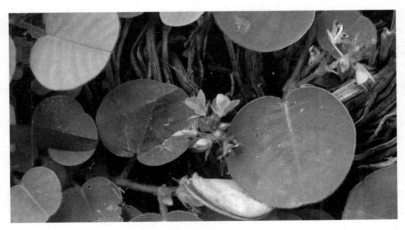

图 1　广金钱草

【药材性状】全草多皱缩成团。茎扭曲，表面红棕色，具纵直纹理。叶多皱缩破碎，完整叶宽卵形或心形，全缘，上面暗绿色至棕绿色，下面色较浅；叶柄细长，叶腋有时可见花或果实。气微、味淡。（图 2）

【药材粉末显微特征】粉末黄绿色。表皮细胞垂周壁略呈波状，下表皮细胞气孔不等式或不定式。非腺毛有 1～17 个细胞，平直或弯曲。腺毛红棕色，头

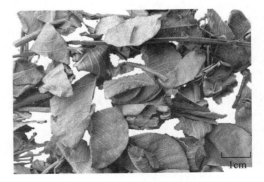

图 2　广金钱草药材图

部单细胞，类圆形，柄为多细胞。叶肉组织有分泌道散在，含红棕色分泌物。有螺纹导管。薄壁细胞含淀粉粒。草酸钙簇晶甚多。（图3）

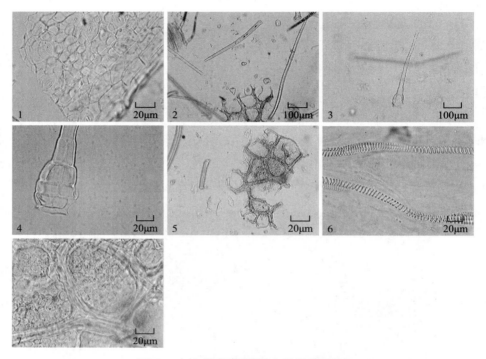

图3　广金钱草药材粉末显微特征图

1. 表皮细胞及不定式气孔；2. 非腺毛；3，4. 腺毛；5. 分泌道；6. 螺纹导管；
7. 草酸钙簇晶

【采收加工】夏、秋二季采割，除去杂质，晒干。

【化学成分】全草含黄酮类成分，如槲皮素和山柰酚及其苷类；还含对羟基苯甲酸、尿嘧啶、氯化钠、氯化钾、亚硝酸盐、环腺苷酸、环鸟苷酸样物质、多糖等。

【性味功效】性凉，味甘、淡。清热利湿，利尿通淋。用于尿路感染，泌尿系结石，胆囊结石，黄疸，疳积，痈肿，水肿尿少。

鬼针草
Guizhencao

【别名】盲肠草、黄花雾、婆婆草、鬼见愁、路边针、鬼菊等。

【基源】为菊科鬼针草属植物鬼针草 *Bidens pilosa* L. 的干燥或新鲜全草。

【分布】生于村旁、路边及荒地中。分布于我国华南、华东、西南等地区。

【植物形态】一年生草本植物，茎直立，钝四棱形。茎下部叶较小，3 裂或不分裂，中部叶具长 1.5 ～ 5cm 无翅柄，小叶 3 枚，边缘有锯齿。头状花序单生。瘦果黑色，顶端芒刺 3 ～ 4 枚，具倒刺毛。（图 1）

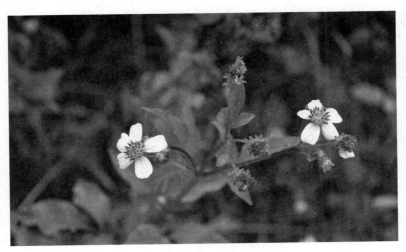

图 1 鬼针草

【药材性状】茎略呈方形，表面灰褐色，有纵细棱，断面有白色中空髓。幼茎附短柔毛。叶黄绿色，边缘有锯齿。纸质易脆，常皱缩破碎，展平后呈卵状长圆形，腹面浅黑色，背面灰白色，细小叶脉密集。常可见针束形、四棱状的果实，有时带有头状花序。气微，味淡。（图 2）

【药材粉末显微特征】粉末灰黄绿色。

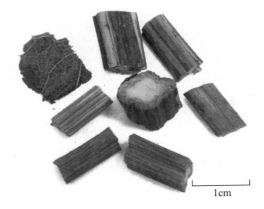

图 2 鬼针草药材图

叶碎片表皮细胞不规则形，气孔不定式或不等式。非腺毛3～10细胞；偶见花粉粒，圆球形，直径约30μm，表面有刺。具缘纹孔导管和螺纹导管；纤维大多成束，木化；草酸钙针晶直径5～10μm。（图3）

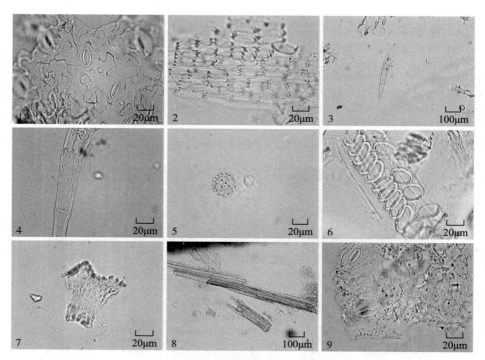

图3　鬼针草药材粉末显微特征图

1. 不定式气孔；2. 表皮细胞带非腺毛；3，4. 非腺毛；5. 花粉粒；6. 螺纹导管；
7. 具缘纹孔导管；8. 纤维；9. 草酸钙针晶

【采收加工】夏、秋季采收，鲜用或切段晒干。

【化学成分】主要含 β– 谷甾醇、E–［4–O–（6″–O– 对香豆酰基 –β–D– 吡喃葡萄糖）］– 对香豆酸、脑苷脂类等成分。

【性味功效】性微寒，味甘、淡、苦。清热解毒、散瘀消肿。用于阑尾炎，肾炎，胆囊炎，肠炎，细菌性痢疾，肝炎，腹膜炎，上呼吸道感染，扁桃体炎，喉炎，闭经，烫伤，毒蛇咬伤，跌打损伤，皮肤感染，小儿惊风，疳积等。

海巴戟
Haibaji

【别名】海巴戟天、橘叶巴戟、海滨木巴戟、诺丽果等。

【基源】为茜草科巴戟天属植物海巴戟 *Morinda citrifolia* L. 的果实。

【分布】生于海滨平地或疏林下。分布于我国海南省、西沙群岛及台湾等地。

【植物形态】灌木至小乔木，高可达 5m；茎直，枝近四棱柱形。叶片交互对生，叶脉两面凸起；托叶无毛。头状花序与叶对生，花多数，无梗；子房有时不育，聚花核果浆果状，卵形，种子小，扁，长圆形。（图 1）

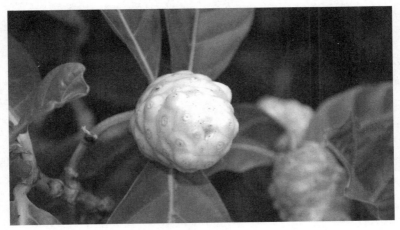

图 1　海巴戟

【药材性状】药材为类圆形或长椭圆形块片状，稍皱缩，质坚脆，横切直径 2.5 ～ 4cm，纵切长 3 ～ 6cm、宽 2.5 ～ 4cm。表面黑色、棕褐色或棕色，切口边缘皮部以棕褐色为主，偶见青绿色，附有疙瘩眼；内嵌生扁平卵形种子数粒，多为空壳，紧密排列。气浓烈特异，味甘，涩。（图 2）

【药材粉末显微特征】粉末土黄色。薄壁细胞呈无色或黄棕色，壁薄。纤维棕黄色，呈长梭形，末端钝圆或斜尖，单个或成束存在；导管螺纹，无色或黄

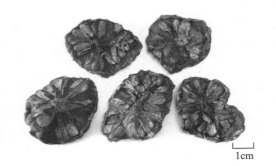

1cm

图 2　海巴戟药材图

色；石细胞少见，淡黄色，纺锤形或多角形，单个散离或数个连接，纹孔与孔沟密集细小。草酸钙针晶偶见，单个存在。胚乳细胞椭圆形。（图3）

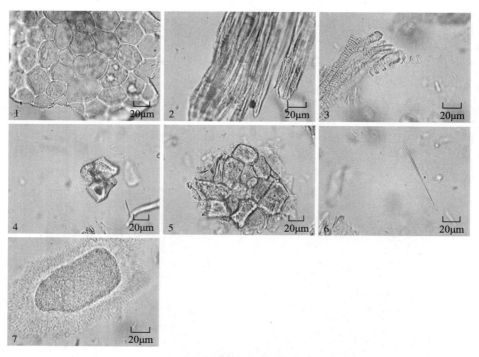

图3　海巴戟药材粉末显微特征图

1. 薄壁细胞；2. 纤维；3. 螺纹导管；4，5. 石细胞；6. 草酸钙针晶；7. 胚乳细胞

【采收加工】在全果变奶黄色或金黄色、充分成熟时采收果实，并干燥。

【化学成分】①黄酮类：槲皮素和东莨菪苷。②香豆素类：7-羟基-6-甲氧基香豆素。③有机酸：二十碳十烯酸甘油酯、香草酸。④其他成分：糠醛类、苯并杂环类、木质素类等。

【性味功效】性凉，味苦。清热解毒。用于肺结核，痢疾，高血压，心肌梗死，糖尿病，肾炎，关节炎，风湿病等。

海金沙藤
Haijinshateng

【别名】海金沙草、竹园荽、迷离网、左转藤、罗网藤、藤吊丝等。

【基源】为海金沙科海金沙属植物海金沙 *Lygodium japonicum*（Thunb.）Sw. 的全草。

【分布】野生于山坡、草丛中，攀缘他物而生长。分布于我国大部分省区。

【植物形态】多年生攀缘草本，长 1～4m。茎细弱，有白色微毛。羽状复叶一至二回，两面均被细柔毛；能育羽片卵状三角形，小叶卵状披针形；不育羽片尖三角形，常与能育羽片相似，小叶阔线形。孢子囊生于能育羽片的背面，在二回小叶的齿及裂片顶端成穗状排列，孢子囊盖鳞片状。（图 1）

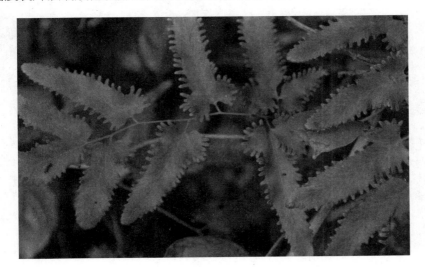

图 1　海金沙

【药材性状】草质藤本，茎细长，淡黄色。羽状叶二型，叶纸质，中脉及侧脉上稀被短毛。能育羽片卵状三角形，腹面褐色，背面灰绿色；小羽片或裂片边缘着生有流苏状孢子囊。气微，味淡。（图 2）

【药材粉末显微特征】粉末黄褐色

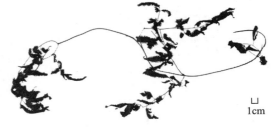

1cm

图 2　海金沙藤药材图

至棕褐色。叶表皮细胞垂周壁薄，波状弯曲；气孔不定式，圆形或长圆形，直径24～31μm，副卫细胞2～4个。非腺毛1～6个细胞，大多断碎，完整者顶端肥大，细胞较长，呈平直或弯曲状；梯纹管胞常见，直径12～65μm，多角梭状，各面梯状纹孔多一列；纤维成束排列，纹孔显著；孢子三角形，内含三个萌发孔。可见草酸钙簇晶。（图3）

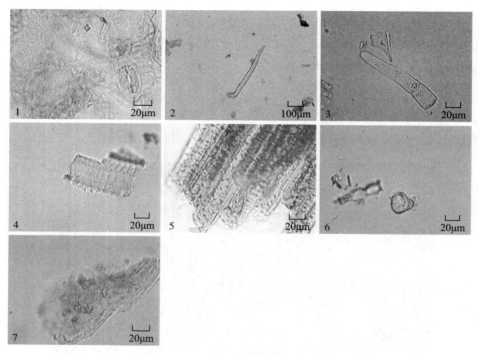

图3　海金沙藤原药材粉末显微特征图

1. 叶表皮细胞及不定式气孔；2，3. 非腺毛；4. 梯纹管胞；5. 纤维束；
6. 孢子；7. 草酸钙簇晶

【采收加工】夏、秋季节孢子未成熟时采割，除去杂质，鲜用或晒干。

【化学成分】藤含氨基酸、糖类、黄酮苷和酚类。叶中含黄酮类。

【性味功效】性寒，味甘。清热解毒，利水通淋。用于尿路感染，尿路结石，白浊带下，小便不利，肾炎性水肿，湿热黄疸，感冒发热，咳嗽，咽喉肿痛，肠炎，痢疾，烫伤，丹毒等。

海龙
Hailong

【别名】水雁、海蛇、杨枝鱼、钱串等。

【基源】为海龙科刁海龙属动物刁海龙 *Solenognathus hardwickii*（Gray）除去皮膜及内脏的全体。

【分布】生于沿海藻类繁茂处。我国沿海地区均有分布。

【动物形态】海栖鱼类，体形狭长而侧扁。全长 37～50cm。体长远大于体宽。躯干部五棱形，尾部前方六棱形，后方四棱形，尾端卷曲。腹部中央棱特别突出。头长，颈部背方呈棱脊状。吻延长，约为眶后头长的 2 倍。口小，前位。鳞为骨片状，全体均覆骨片，成环状。躯干部与尾部上侧棱不相连续。无尾鳍。体淡黄色，于躯干部上侧棱骨环相接处有一列黑褐色斑点，各鳍淡色。（图 1）

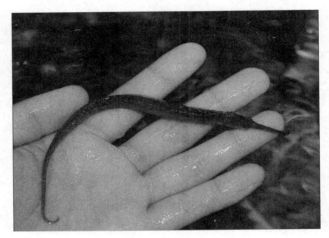

图 1　刁海龙

【药材性状】体长条形而略扁，中部略粗，尾部渐细而弯曲。全长 20～40cm，中部直径 2～2.5cm。表面黄白色或灰棕色。头部前方具管状长嘴，嘴基部有深陷的眼睛 1 对。躯干部具 5 条纵棱，尾部前段具 6 条纵棱，后方具 4 条纵棱。全体有圆形突起的图案状花纹。体轻，骨质，坚硬。气微腥，味微咸。以条大、色白、完整者为佳。（图 2）

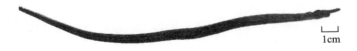

1cm

图 2　海龙药材图

【药材粉末显微特征】粉末白色或乳白色。横纹肌纤维较多，多成束而长，近无色或淡黄色，多碎断，横断面类圆形，表面平滑。胶原纤维多单一或 2～3 条成束。

隐约可见纵向纹理。皮肤碎片近无色或淡黄色，极少见。表面观细胞界线不明显，可见微波状纵横纹理，布有棕色颗粒状色素物，聚成星芒状；骨质碎片无色，呈不规则块状，骨陷窝裂缝状，排列不规则，边缘骨小管稀疏。（图 3）

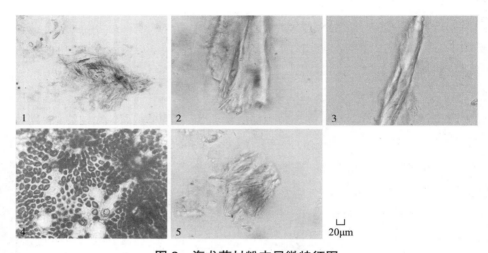

20μm

图 3　海龙药材粉末显微特征图

1. 横纹肌纤维；2，3. 胶原纤维；4. 皮肤碎片；5. 骨质碎片

【采收加工】全年均可采捕，洗净晒干。或除去外面皮膜及内脏后，洗净晒干。通常以 4 ～ 9 月间产量最大。

【化学成分】主要含蛋白质、脂肪、钙盐、胆固醇、胆甾烯 –4– 酮 –3（少量）、3 种微量甾醇、微量 N– 苯基 – 萘胺以及多种脂肪酸酯类化合物。

【性味功效】性温，味甘、咸。温肾壮阳，散结消肿。用于肾阳不足，阳痿遗精，癥瘕积聚，瘰疬痰核，跌扑损伤；外治痈肿疔疮。

海马
Haima

【别名】水马、鰕姑、龙落子、马头鱼等。

【基源】为海龙科海马属动物三斑海马 *Hippocampus trimaculatus* Leach. 的干燥全体。

【分布】分布于我国沿海地区海域。

【动物形态】体侧扁，弯曲，被环状骨板，体淡褐色，头与躯干成直角。尾细长，能卷曲，运动时扇动背鳍作直立游泳。雄鱼尾部有孵卵育宜囊，体形较大。头冠短小，顶端具 5 个短小突棘。吻管较短，不及头长的 1/2。体黄褐色乃至黑褐色，眼上具放射状褐色斑纹，体侧背方第 1、4、7 节小棘基部各具一大黑斑。（图 1）

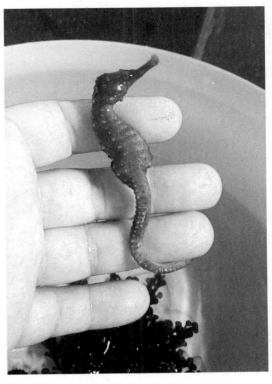

图 1　三斑海马

【药材性状】呈马头、蛇尾、瓦楞身。吻长，两眼深陷，躯干七棱形，尾部四棱形而多弯曲，布满骨质环节，背面有棘突。体轻，骨质，坚硬。体背的第 1、4、7 节有黑色圆点。（图 2）

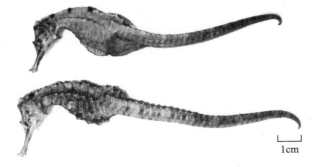

1cm

图 2　海马药材图

【药材粉末显微特征】粉末白色或黄白色。横纹肌大多呈碎片状，多为无色，偶可见淡黄色；侧面观可见明暗相间的细密横纹，间距均匀，多近平直，偶尔可见微波状。胶原纤维呈散离状，或相互缠绕成团。皮肤碎片淡黄色或近无色，表面观细胞界限不清，可见形状不规则、大小均匀或不均匀的黄色、棕色或棕褐色颗粒状色素物均匀或不均匀分布。骨碎片形状不规则，骨陷窝长条形或裂缝状，未发现大型空洞。（图3）

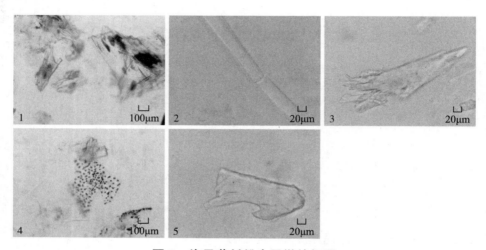

图3　海马药材粉末显微特征图

1.横纹肌；2.横纹肌侧面观；3.胶原纤维；4.皮肤碎片；5.骨碎片

【采收加工】全年可捕捉。捕得后，将尾盘卷，晒干。

【化学成分】主要含谷氨酸、天冬氨酸、甘氨酸、脯氨酸等17种氨基酸；钙、磷、钠、钾等19种无机元素；另外还含有硬脂酸、胆甾醇、胆甾二醇等成分。

【性味功效】性温，味甘、咸。温肾壮阳，散结消肿。用于阳痿，遗尿，肾虚作喘，癥瘕积聚，跌扑损伤；外治痈肿疔疮。

海芒果
Haimangguo

【别名】牛心茄子、猴欢喜、黄金茄、牛金茄、牛心荔等。

【基源】为夹竹桃科海杧果属植物海杧果 *Cerbera manghas* L. 的干燥茎叶。

【分布】分布于我国广东、广西、台湾、海南等地。

【植物形态】乔木，高4～8m，有乳汁。枝粗壮，具明显叶痕。叶较大，互生，倒卵状披针形。聚伞花序顶生，花白色，喉部红色，雄蕊着生花冠筒喉部。核果。种子剧毒，外皮灰黄褐色，易呈规则的小片状剥离，内皮暗褐色。（图1）

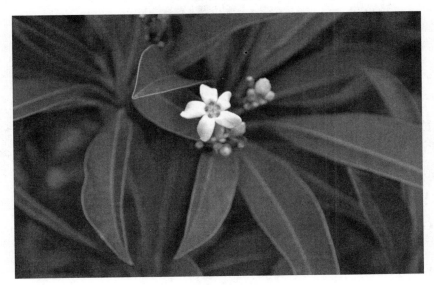

图1　海杧果

【药材性状】茎圆形，具明显叶痕。叶皱缩，完整叶展平后为窄卵形，先端渐尖，基部楔形，长6～37cm，宽2～4cm，腹面棕黑色，背面黄绿色。质脆，气微，味辣。（图2）

【药材粉末显微特征】粉末黄褐色。气孔平轴式，副卫细胞2个。网纹或螺纹导管；纤维成束存在；可见草酸钙针

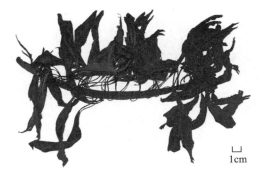

1cm

图2　海芒果药材图

晶。（图 3）

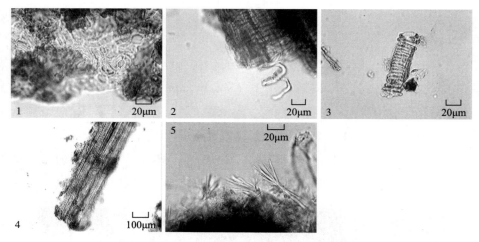

图 3　海芒果药材粉末显微特征图

1. 平轴式气孔；2. 螺纹导管；3. 网纹导管；4. 纤维；5. 草酸钙针晶

【采收加工】全年均可采收。

【化学成分】主要含有降毛荚醛、海芒果醛、5α- 豆甾 -3, 6- 二酮、β- 谷甾醇、α- 香树脂醇、棕榈酸、水杨酸、胡萝卜苷、黄夹环烯醚萜苷、D- 葡萄糖等成分。

【性味功效】民间药物，有大毒。主要用于催吐，泻下。

【备注】核、叶、果有毒；核仁毒性最强。茎显生物碱及酚性物质反应。误食果实中毒时，可用对症疗法；民间用灌鲜羊血、饮椰子水解毒。

含羞草
Hanxiucao

【别名】知羞草、怕羞草、喝呼草、惧内草、怕丑草、感应草、见笑草等。

【基源】为豆科含羞草属植物含羞草 *Mimosa pudica* L. 的干燥全草。

【分布】原产于美洲热带地区，现广布于世界热带地区。我国分布于华南及长江流域。

【植物形态】披散半灌木，高可达 1m，有散生利刺及无数倒生刺毛。羽片通常 4 枚，掌状排列；小叶多数，触之即闭合而下垂，有散生刺毛，无柄。头状花序；花淡红色。荚果扁平，顶端有喙，有 3～5 节，每节有 1 阔卵形种子。（图 1）

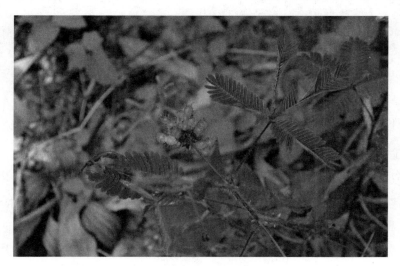

图 1 含羞草

【药材性状】根细长，须根多，外皮棕褐色。茎圆柱状，具散生、下弯的钩刺及倒生刺毛，多分枝，呈黄褐色或棕褐色，被短柔毛。叶卷曲，下部的叶常脱落，黄棕色至灰绿色，质脆易碎，托叶锥尖形。质硬，难于折断。气微，味甘、涩、微苦。（图 2）

【药材粉末显微特征】粉末淡棕黄色。

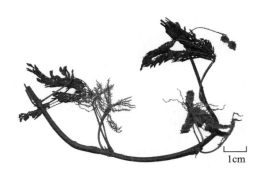

1cm

图 2 含羞草药材图

表皮细胞多角形，气孔平轴式，副卫细胞2个；纤维成束，直径7～23μm，壁厚；晶鞘纤维易察见，草酸钙方晶直径为13～17μm；网纹导管常见；草酸钙簇晶散在分布。非腺毛两种类型：星状分枝毛常见，聚集；圆锥状非腺毛弯曲。色素块多，形状大小不一。（图3）

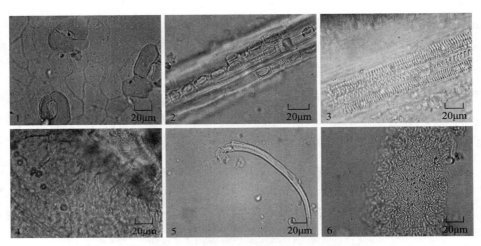

图3 含羞草药材粉末显微特征图

1.平轴式气孔；2.晶鞘纤维及方晶；3.网纹导管；4.草酸钙簇晶；5、6.非腺毛

【采收加工】夏季采收全草，除去泥沙，洗净，鲜用，或扎成把，晒干。

【化学成分】主要含黄酮苷、酚类、氨基酸、有机酸等成分。

【性味功效】性微寒，味甘、涩、微苦。凉血解毒，清热利湿，镇静安神。用于感冒，小儿高热，支气管炎，肝炎，胃炎，肠炎，结膜炎，泌尿系结石，水肿，劳伤咳血，鼻衄，血尿，神经衰弱，失眠，风湿痛等。鲜品外用于疮疡肿毒，带状疱疹等。

红厚壳
Honghouke

【别名】琼崖海棠、君子树、海棠木等。

【基源】为红厚壳科红厚壳属植物红厚壳 *Calophyllum inophyllum* L. 的干燥或新鲜茎、叶。

【分布】分布于我国海南和台湾，广东、广西和云南等地南部亦有少数引种栽培。

【植物形态】乔木，高 5 ～ 12m。树皮厚，创伤处常渗出透明树脂。叶片厚革质；侧脉多数，几与中脉垂直，两面隆起。叶柄粗壮，总状花序，花萼裂片 4 枚，花瓣 4，倒披针形；雄蕊极多数，花丝基部合生为 4 束。果圆球形。（图 1）

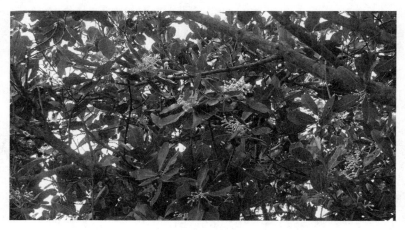

图 1　红厚壳

【药材性状】枝圆柱形，扭曲具纵条纹，树皮厚，灰褐色或暗褐色，有纵裂缝，有时可见透明树脂。叶片厚革质，皱缩卷曲，展平后为宽椭圆形或倒卵状椭圆形，长 8 ～ 15cm，宽 4 ～ 8cm，腹面浅黄色，背面黄绿色，两面具光泽；中脉在背面隆起，密集侧脉与中脉垂直，两面隆起。气微，味淡。（图 2）

【药材粉末显微特征】粉末黄绿色。

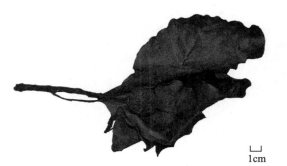

1cm

图 2　红厚壳药材图

叶表皮细胞形态不规则，垂周壁波状弯曲；气孔不定式，保卫细胞椭圆形，副卫细胞3～4个。网纹导管常见；表皮上可见非腺毛；纤维成束排列；草酸钙簇晶散在排列。（图3）

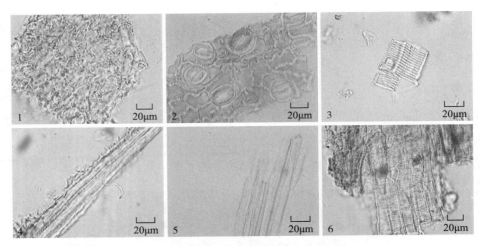

图3 红厚壳药材粉末显微特征图

1. 表皮碎片；2. 不定式气孔；3. 网纹导管；4. 非腺毛；5. 纤维；6. 草酸钙簇晶

【采收加工】全年均可采收，根洗净，切片，鲜用或晒干。

【化学成分】①三萜类化合物：木栓酮、海棠果醛、齐墩果酸等。②黄酮类化合物：4-羟基山酮、穗花杉双黄酮、1,5-二羟基山酮等。③其他成分：香豆素类及没食子酸、原儿茶酸、胡萝卜苷等。

【性味功效】性平，味微苦涩。祛瘀止痛。用于风湿疼痛，跌打损伤，痛经，外伤出血等。

胡椒
Hujiao

【别名】浮椒、玉椒、昧履支等。

【基源】为胡椒科胡椒属植物胡椒 *Piper nigrum* L. 的干燥近成熟或成熟果实。

【分布】原产于东南亚，现广泛种植于热带地区。我国海南、福建、广东、广西及云南等地均有栽培。

【植物形态】常绿攀缘藤本；茎、枝无毛，节显著膨大，常生须根。叶阔卵形，两面均无毛；叶脉5～7条，最上1对互生，离基从中脉发出，其余均自基出，网状脉明显；叶鞘延长。花常单性，雌雄同株，穗状花序与叶对生；总花梗与叶柄近等长；雄蕊2枚；子房球形，浆果球形，无柄。（图1）

【药材性状】黑胡椒为黑褐色球形，直径3.5～5mm。表面网状皱纹隆起，顶端有细小花柱残迹。质硬，断面黄白色，粉性，有小空隙。白胡椒灰白色或淡黄白色球形，平滑，顶端与基部间有多数浅色线状条纹。气芳香，味辛辣。（图2）

【药材粉末显微特征】粉末黑褐色。外果皮由1列表皮及2～4列皮层细胞组成，其中含多数石细胞群；中果皮薄壁组织中有较大的椭圆形

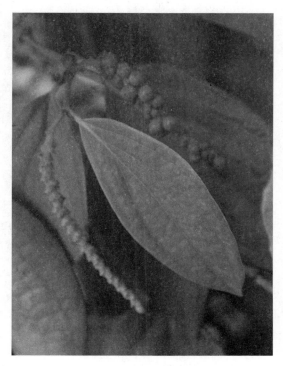

图1 胡椒

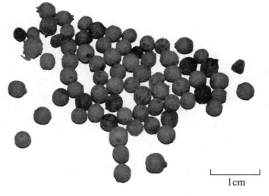

1cm

图2 胡椒药材图

油细胞分布；内果皮为 1 列黄色细胞壁很厚的石细胞。种皮为 2～3 列长形细胞，压缩，棕色至暗棕色，内为 1 列透明细胞。外胚乳最外 2～3 列细胞含细小糊粉粒，内层细胞中含淀粉粒；有螺纹导管。（图 3）

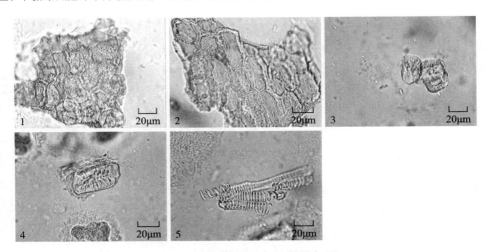

图 3　胡椒药材粉末显微特征图

1. 外果皮碎片（含石细胞）；2. 中果皮细胞（含油细胞）；3. 内果皮石细胞；
4. 石细胞和胚乳细胞；5. 螺纹导管

【采收加工】

（1）采收　胡椒果实的采收，应顺从果实的颜色，而定采收时间。当胡椒每穗果实中有 3～5 粒变红，即可采收。整个采收期分批采 5～6 次，每隔 8～10 天采 1 次。

（2）加工

①黑胡椒：将果穗在晒场上晒至果皮皱缩时，并用木棒打落果粒，除去果梗，充分晒干或烘干，即为黑胡椒。

②白胡椒：将果实装入竹箩，置流水中浸 7～10 天，使果皮、果肉腐烂。接着采用人工或机械搓揉去皮，用水反复冲洗，以除去果皮、果梗等杂物，最后洗净，充分晒干或烘干，即为白胡椒。

【化学成分】①生物碱类：胡椒新碱、胡椒碱、胡椒脂碱等。②挥发油类：二氢葛缕素、向日葵素、13- 石竹烯等。③其他成分：3,4- 二羟基苯乙醇糖苷、脂聚多糖、微量元素等。

【性味功效】性热，味辛。温中散寒，下气，消痰。用于胃寒呕吐，腹痛泄泻，食欲不振，癫痫痰多。

葫芦茶
Hulucha

【别名】牛虫草、百劳舌、迫颈草、懒狗舌等。

【基源】为豆科葫芦茶属植物葫芦茶 *Tadehagi triquetrum*（L.）Ohashi 的干燥全草。

【分布】生于海拔 1400m 以下的丘陵、山坡、林缘、路旁的灌木丛中或草地上。分布于我国广东、海南、广西、云南、贵州、福建、江西等地。

【植物形态】亚灌木。枝具棱，有毛。单叶互生，下面在中脉和侧脉上被毛；有叶片状阔翅，托叶大，2 枚。花多数，总状花序；蝶形花冠紫红色；雄蕊 10 枚，合生成 1 组，但有 1 枚在上部略分离；荚果被毛，每节种子 1 粒。（图 1）

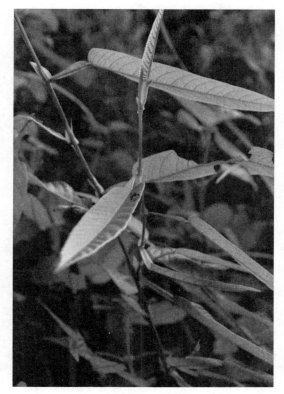

图 1　葫芦茶

【药材性状】干燥茎枝多折断，基部木质，圆柱形，直径约 5mm，表面灰褐色，棱上具疏粗毛。叶多皱缩卷曲，细脉明显，展平后呈披针形。腹面红棕黄色，背面浅绿色，下面主脉上有毛，革质；叶柄较长，具阔翅；有时可见托叶。气香，味微甘。（图 2）

【药材粉末显微特征】粉末黄棕色。下表皮细胞壁为 S 状，有的表皮细胞具有很多乳头状突起；气孔轴为

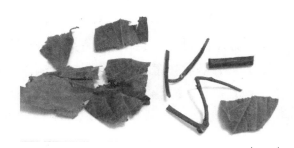

1cm

图 2　葫芦茶药材图

不等式，副卫细胞3个。晶纤维成束散在；草酸钙方晶众多，方形或不规则形，直径约 8 ～ 60μm。网纹导管常见。非腺毛两种均多，一种较大，圆锥状，壁有疣状突起；另一种较小，2 ～ 3 细胞，壁薄，顶端常弯曲呈钩状。腺毛易见，腺头3细胞，腺柄2细胞，乳头状突起。油管显著，黄棕色。（图3）

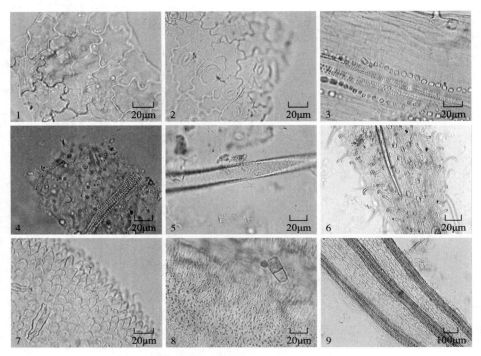

图3　葫芦茶药材粉末显微特征图

1. 表皮碎片；2. 不等式气孔；3. 草酸钙方晶；4. 网纹导管；5、6. 非腺毛；

7. 乳头状腺毛；8. 腺毛；9. 分泌管

【采收加工】夏、秋季割取地上部分，除去粗枝，洗净，切细，鲜用或晒干。

【化学成分】主要含香豆精、有机酸、鞣质、生物碱、黄酮苷等成分。

【性味功效】性凉，味苦、涩。清热解毒，利水除湿，消食杀虫。用于中暑烦渴，感冒发热，咽喉肿痛，肺病咳血，风湿性关节炎，肾炎性水肿，黄疸，痢疾，泄泻，小儿疳积，钩虫病，疥疮、阴道滴虫病等。

华南忍冬
Huananrendong

【别名】土银花、山银花、大金银花、水忍冬、毛柱金银、水银花等。

【基源】为忍冬科忍冬属植物华南忍冬 *Lonicera confusa*（Sweet）DC. 的花蕾或刚开放的花。

【分布】分布于我国广东、海南和广西。

【植物形态】半常绿藤本。小枝、叶柄和总花梗均密被灰白色微柔毛；叶纸质，两面无毛或疏生短柔毛和微柔毛；双花生于小枝梢叶腋，芳香；花冠白色，近基部带紫红色，后变淡黄色，唇形。果实黑色。（图1）

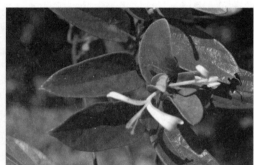
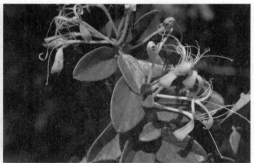

图1 华南忍冬

【药材性状】花及花蕾长 2.0 ～ 3.5cm，直径 0.4 ～ 2.5mm，表面黄白色至黄棕色；花冠表面具密集开展的柔毛和浅黄色短腺毛；萼筒和萼齿及其边缘均具短糙毛。气清香，味微苦、甘。（图2）

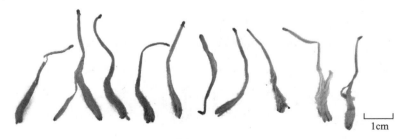

图2 华南忍冬（花蕾）药材图

【药材粉末显微特征】粉末黄绿色。花粉粒近圆形，具 3 个萌发孔，花冠表面可见较多厚壁非腺毛和腺毛。表皮细胞上具有较多非腺毛，弯曲，基部直径 18～38μm。腺毛头部倒圆锥形或扁圆形，直径 30～150μm，细胞含棕色物质；气孔平轴式。草酸钙簇晶散在排列；具缘纹孔导管；石细胞形态不规则，胞腔较大。（图 3 ）

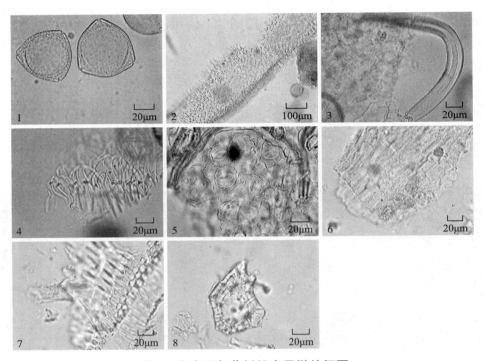

图 3　华南忍冬药材粉末显微特征图

1. 花粉粒；2. 表皮细胞；3. 非腺毛；4. 腺毛；5. 平轴式气孔；6. 草酸钙簇晶；
7. 具缘纹孔导管；8. 石细胞

【采收加工】金银花商品以花蕾为佳，混入开放的花或梗叶杂质者质量较逊。花蕾以肥大、色青白、握之干净者为佳。5、6 月间采收，择晴天早晨露水刚干时摘取花蕾，置于芦席、石棚或场上摊开晾晒，或通风阴干，以 1～2 天内晒干为佳。晒花时切勿翻动，否则花色变黑而降低质量，晒至九成干，拣去枝叶杂质即可。忌在烈日下暴晒。阴天可微火烘干，但花色较暗，不如晒干或阴干为佳。

【化学成分】①酚酸类：绿原酸、绿原酸甲酯等。②黄酮类：木犀草素、槲皮素、首稽素等。③常春藤皂苷类：常春藤皂苷元 28-O-β-D- 吡喃葡萄糖苷、川续断皂苷乙等。④其他成分：挥发油、微量生物元素及丰富的营养物质等。

【性味功效】性寒，味甘。清热解毒。用于温病发热，风热感冒，痈肿疔疮，喉痹，丹毒，热毒血痢等；也用于多种感染性疾病。

黄蜀葵花
Huangshukuihua

【别名】秋葵、豹子眼睛花、霸天伞、棉花蒿等。

【来源】为锦葵科秋葵属植物黄蜀葵 *Abelmoschus manihot*（L.）Medic. 的干燥花。

【分布】生于山谷、草丛中，有栽培。分布于我国华北、华东和华南等地区。

【植物形态】多年生草本，高 1 ～ 2m，疏生长硬毛。叶互生，掌状，边缘有粗锯齿，两面有长硬毛；叶柄长。花大，单生；花瓣 5，淡黄色，内面基部暗褐色；雄蕊多数。蒴果长椭圆形，具 5 棱，密生硬毛，熟时 5 纵裂。（图 1）

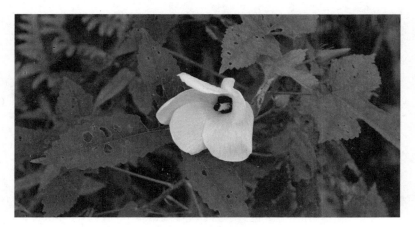

图 1　黄蜀葵

【药材性状】本品常皱缩破碎。绿色花萼宿存，5 裂。完整的花瓣淡黄色，呈三角状阔倒卵形，长 7 ～ 10cm，宽 6 ～ 11cm，表面有纵向脉纹，呈放射状排列，边缘浅波状；雄蕊多数，联合成管状，长 1.5 ～ 2.5cm，花药近无柄。柱头紫黑色，5 裂。气微香，味甘淡。（图 2）

【药材粉末显微特征】粉末淡黄色至褐黄色。花冠表皮细胞类长方形或不规

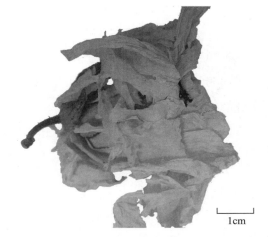

1cm

图 2　黄蜀葵花药材图

则形，垂周壁微波状弯曲。花粉粒类圆形，直径约 170μm，具散在孔，表面具刺。腺毛完整者长圆锥形，长 510～770μm；腺头略呈棒状，6～14 细胞；腺柄 3 细胞，具紫红色分泌物。非腺毛单细胞，长 140～180μm，壁平滑。草酸钙簇晶细小，棱角尖。石细胞形态不规则，胞腔窄；具螺纹导管。（图 3）

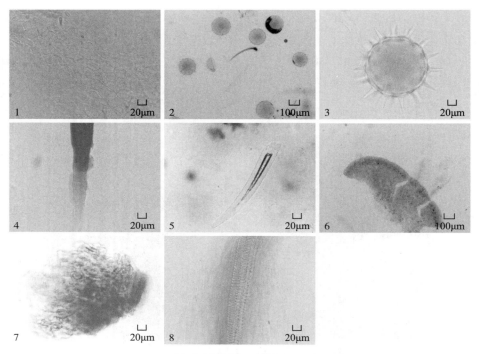

图 3　黄蜀葵花药材粉末显微特征图

1. 花冠表皮细胞；2. 花粉粒和非腺毛整体观；3. 花粉粒；4. 腺毛；5. 非腺毛；
6. 草酸钙簇晶；7. 石细胞；8. 螺纹导管

【采收加工】夏、秋二季花开时采摘，及时干燥。

【化学成分】主要含黄酮醇类、有机酸类、鞣酸类、香豆素类等。

【性味功效】味甘，性寒。清利湿热，消肿解毒。用于湿热壅遏，淋浊水肿，外治痈疽肿毒，水火烫伤。

火炭母
Huotanmu

【别名】赤地利、为炭星、白饭草。

【基源】为蓼科蓄属植物火炭母 *Polygonum chinense* Linn. 的干燥地上部分。

【分布】生于水沟边或湿地上。分布于我国广东、福建、台湾、广西、海南等地。

【植物形态】多年生草本。茎近直立。近全缘叶互生，上面常有紫蓝色斑块；鞘状托叶膜质。头状花序腋生，主轴和分枝均被腺毛；苞片膜质，无毛；花被粉红色，5 深裂；雄蕊 8 枚，子房上位，花柱 3 裂。瘦果，包于宿存花被内。（图 1）

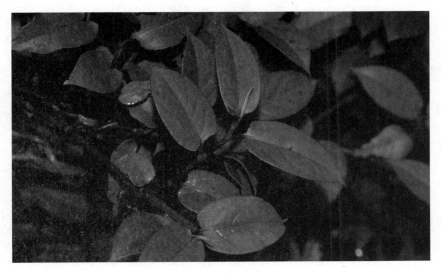

图 1　火炭母

【药材性状】根须状，褐色。茎扁圆柱形，节稍膨大，上有须根；表面紫褐色，有细棱；质脆，易折断，断面灰黄色，多中空。叶互生，多卷缩，破碎，完整叶片卵状矩圆形，全缘；上表面暗绿色，下表面色较浅，两面近无毛；托叶鞘膜质。无臭，味酸、微涩。（图 2）

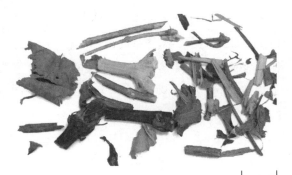

1cm

图 2　火炭母药材图

【药材粉末显微特征】粉末黄绿色。叶表皮细胞表面观类多角形，有的有角质样纹理。茎表皮细胞类长方形。非腺毛多细胞呈覆瓦状排列，表面有角质样纹理；腺毛头部单细胞或多细胞，腺柄多为单细胞。草酸钙簇晶成行排列，直径达 80μm，棱角多尖锐。石细胞形态不规则；纤维成束排列，具网纹导管，可见棕色块。（图 3）

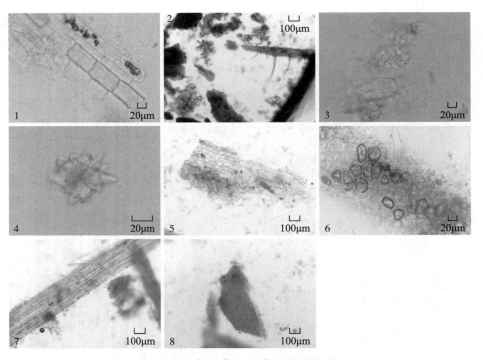

图 3　火炭母药材粉末显微特征图

1. 茎表皮细胞；2. 非腺毛；3. 腺毛；4. 草酸钙簇晶；5. 草酸钙簇晶；6. 石细胞；
7. 网纹导管和纤维；8. 棕色块

【采收加工】夏、秋季采收，晒干。

【化学成分】主要含正三十二烷醇、没食子酸甲酯、胡萝卜苷、没食子酸、槲皮素、槲皮苷、金丝桃苷和 3- 甲氧基 -4- 鼠李糖鞣花酸等成分。

【性味功效】性凉，味辛、苦；有毒。清热利湿，凉血解毒，平肝明目，活血舒筋。用于痢疾，泄泻，咽喉肿痛，白喉，肺热咳嗽，百日咳，肝炎，带下，痈肿，中耳炎，湿疹，眩晕耳鸣，角膜薄翳，跌打损伤。

鸡蛋花
Jidanhua

【别名】缅栀子、蛋黄花等。

【基源】为夹竹桃科鸡蛋花属植物鸡蛋花 *Plumeria rubra* 'Acutifolia' 的干燥花。

【分布】我国海南、广东、广西、云南、福建等地有栽培。

【植物形态】落叶灌木或小乔木。小枝肥厚多肉。叶大，厚纸质，多聚生于枝顶，叶脉在近叶缘处连成一边脉。花数朵聚生于枝顶，花冠筒状，径约 5～6cm，5 裂。外面乳白色，中心鲜黄色，极芳香。花期 5～10 月。（图 1）

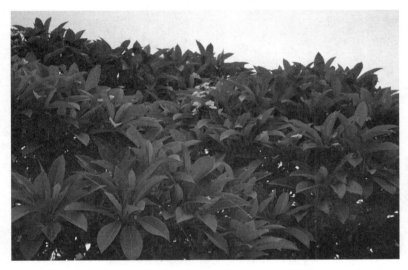

图 1　鸡蛋花

【药材性状】花常皱缩成条状或扁平三角形，淡棕黄色或黄褐色。完整花朵浸湿后展开全长 3～6cm，花萼较小，花冠裂片 5，长 2～4cm，无毛；下部边缘向左旋转覆盖成合生的细管状，外表面无毛，具细小纵纹，内表面被多数白色茸毛；喉部稍膨大呈钟形，雄蕊 5 枚，花丝极短。质脆，易碎，气芳香，味淡微苦。（图 2）

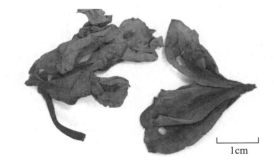

1cm

图 2　鸡蛋花药材图

【药材粉末显微特征】粉末黄白色。表皮细胞形态多样；非腺毛多见，常碎裂，直径 35 ～ 55μm。表面粗糙，疣状突起明显；无节乳汁管单枝或分枝，常聚集，管内可见乳滴散在；花粉粒近圆球形，具 3 个萌发孔。梯纹导管及螺纹导管常见；常见乳头状花瓣上表皮细胞。纤维常成束排列，淀粉粒为单粒和半复粒丰富，偶见棕色块。（图 3）

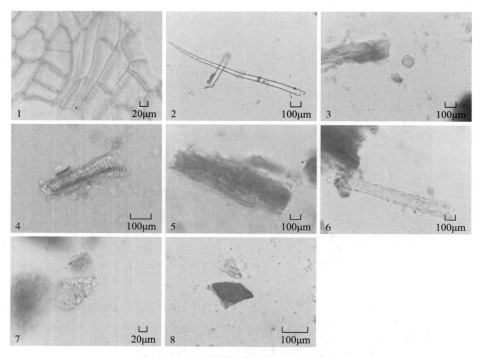

图 3　鸡蛋花药材粉末显微特征图
1. 表皮细胞；2. 非腺毛；3. 乳汁管和花粉粒；4. 梯纹导管；5. 纤维束；6. 纤维；
7. 淀粉粒；8. 棕色块

【采收加工】夏、秋季采摘盛开的花朵，晒干。

【化学成分】①苷类：去甲基鸡蛋花苷、鸡蛋花苷、香豆酰鸡蛋花苷等。②黄酮类：芦丁、新异芦丁、槲皮素等。③酚酸类：咖啡酸、原儿茶酸、海杧果酸、肉桂酸等。

【性味功效】性凉，味甘、微苦。清热，利湿，解暑。用于感冒发热，肺热咳嗽，湿热黄疸，泄泻痢疾，尿路结石；还可预防中暑。

鸡矢藤
Jishiteng

【别名】臭藤根、毛葫芦、五香藤、白毛藤、鸡脚藤、解暑藤等。

【基源】为茜草科鸡屎藤属植物鸡矢藤 *Paederia foetida* Linn. 的干燥全草。

【分布】分布于我国台湾及秦岭南坡以南各省区。

【植物形态】藤状灌木，无毛或被柔毛。叶对生，膜质，卵形或披针形，顶端短尖或削尖，基部浑圆，叶上面无毛，在下面脉上被微毛；具叶柄；托叶卵状披针形。圆锥花序腋生或顶生；花冠紫蓝色。小坚果浅黑色，具1阔翅。（图1）

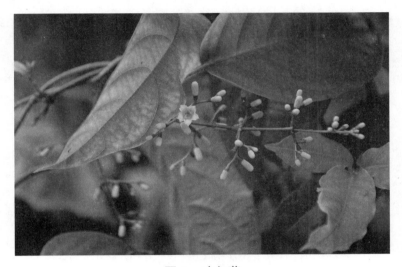

图1 鸡矢藤

【药材性状】茎呈扁圆柱形，有时扭曲，黄绿色或棕褐色，无毛或近无毛。叶对生，常皱缩或破碎，完整者展平后呈宽卵形或披针形，长4～14cm，宽2～5cm，全缘，绿褐色，两面近无毛或稀疏白色柔毛；有时可见聚伞花序或者果实。气特异，味微苦、涩。（图2）

【药材粉末显微特征】粉末黄褐色。表皮细胞壁较厚，气孔平轴式；非腺毛弯

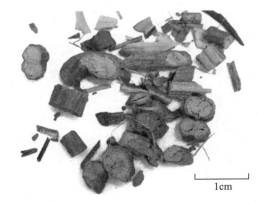

1cm

图2 鸡矢藤药材图

曲，5～8细胞组成。草酸钙簇晶成行排列；可见散在的草酸钙针晶；可见具缘纹孔导管和螺纹导管；木纤维单个或成束排列，胞腔较小；厚角组织细胞排列整齐，细胞壁较厚。（图3）

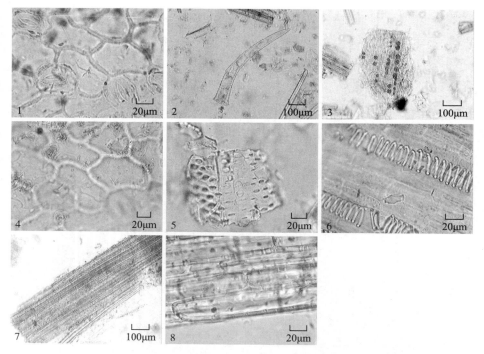

图3　鸡矢藤药材粉末显微特征图

1. 表皮细胞及平轴式气孔；2. 非腺毛；3. 草酸钙簇晶；4. 草酸钙针晶束；
5. 具缘纹孔导管；6. 螺纹导管；7. 木纤维；8. 厚角组织

【采收加工】夏季采收全草，晒干。

【化学成分】全株含鸡屎藤苷、车叶草苷、矢车菊素糖苷、摁贝素。叶中含熊果酚苷、挥发油、脱镁叶绿素。果实含熊果酚苷、齐墩果酸、丁醛、乙酸等成分。种子含棕榈酸、油酸、亚油酸等成分。

【性味功效】性平，味甘、微苦。祛风利湿，止痛解毒，消食化积，活血消肿。用于风湿筋骨痛，跌打损伤，外伤性疼痛，肝胆及胃肠绞痛，消化不良，小儿疳积，支气管炎；外用于皮炎，湿疹及疮疡肿毒。

积雪草
Jixuecao

【别名】十八缺、崩大碗、马蹄草、雷公根等。

【基源】为伞形科积雪草属植物积雪草 *Centella asiatica*（L.）Urban 的干燥全草或带根全草。

【分布】喜生于海拔 200～1900m 阴湿的草地或水沟边。分布于我国大部分地区。

【植物形态】多年生草本，茎匍匐，细长，节上生根。叶片膜质至草质，圆形、肾形或马蹄形，边缘钝锯齿，基部阔心形，两面无毛或在背面脉上疏生柔毛。伞形花序梗 2～4 个，聚生于叶腋，花瓣卵形，膜质；果实两侧扁压，圆球形。（图 1）

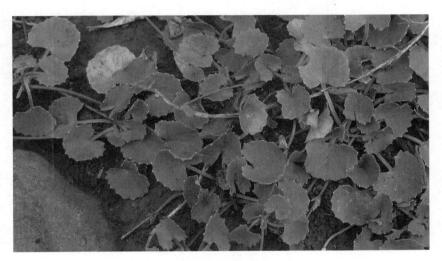

图 1　积雪草

【药材性状】常卷曲成团状。根圆柱形，表面淡黄色。茎细长，黄棕色，具细纵皱纹，节上常有须状根。叶片多皱缩、破碎，完整者展平后呈近圆形或肾形，直径 1～3.5cm，灰绿色，边缘有粗钝齿；叶柄扭曲。伞形花序腋生，短小。有时可见果实。气微，味淡。（图 2）

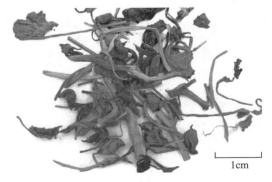

1cm

图 2　积雪草药材图

【药材粉末显微特征】粉末黄绿色。表皮细胞垂周壁较平直，细胞多边形，气孔多为不定式，少不等式。木纤维长梭形，细长，壁厚；具较多草酸钙方晶，草酸钙簇晶较少。非腺毛少见；具缘纹孔导管和螺纹导管多见；可见长条形黄色分泌道。（图3）

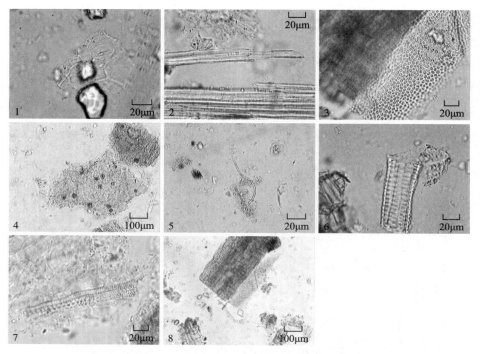

图3　积雪草药材粉末显微特征图

1. 表皮细胞及不定式气孔；2. 纤维；3. 草酸钙方晶；4. 草酸钙簇晶；5. 非腺毛；

6. 具缘纹孔导管；7. 螺纹导管；8. 分泌道

【采收加工】夏、秋二季采收全草，除去沙泥杂质，洗净，切断，晒干。

【化学成分】主要含正二十七烷、β- 谷甾醇、月桂酸、山柰酚、对羟基苯甲酸、豆甾醇 -3-O-β-D- 葡萄糖、积雪草酸、万寿菊素、槲皮素等成分。

【性味功效】性寒，味苦、辛。清热利湿，解毒消肿。用于湿热黄疸，中暑腹泻，石淋血淋，痈肿疮毒，跌扑损伤。

假蒟
Jiaju

【别名】蛤药、酿苦瓜、封口好、毕拨子、假荖、假蒌等。

【基源】为胡椒科胡椒属植物假蒟 *Piper sarmentosum* Roxb. 的新鲜或干燥全草。

【分布】生于林下或村旁湿地上。分布于我国广东、广西、海南、福建、云南、贵州及西藏等地。东南亚地区亦有分布。

【植物形态】多年生、匍匐、逐节生根草本。叶近膜质，有细腺点，下部的阔卵形或近圆形，花单性，雌雄异株，聚集成与叶对生的穗状花序。浆果近球形，具4角棱，无毛，直径 2.5～3mm，基部嵌生于花序轴中并与其合生。（图1）

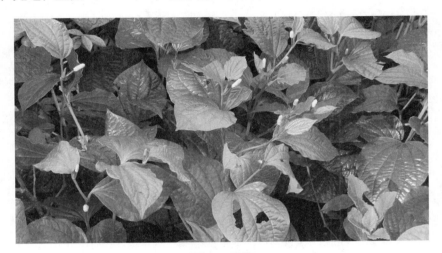

图1　假蒟

【药材性状】干燥茎圆柱形，稍弯曲，表面有细纵棱，无毛或幼时具极小粉状短柔毛，节上常具不定根。叶常皱缩，展平后阔卵形或近圆形，长 6～14cm，宽 5～13cm，基部浅心形。腹面棕绿色，背面灰绿色，有细腺点，背面叶脉明显突出，7条，沿脉上被极细的粉状短柔毛。叶柄长 2～5cm，穗状花序与叶对生。气香，味辛辣。（图2）

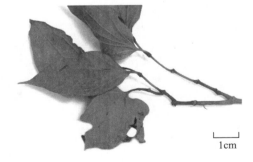

1cm

图2　假蒟药材图

【药材粉末显微特征】粉末灰绿色。平轴式气孔；油细胞类圆形，直径 21.5 ～ 29.6μm，内含油滴；非腺毛星状分枝，长 27 ～ 70μm；腺毛乳头状，偶见草酸钙簇晶；纤维束常见，壁厚或薄，直径 15 ～ 30μm；导管多为螺纹导管或梯纹导管。（图 3）

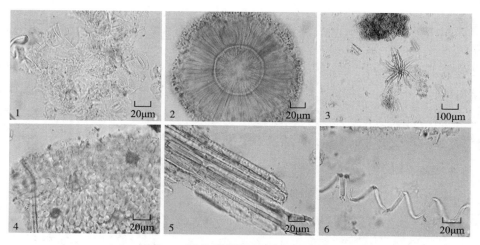

图 3　假蒟药材粉末显微特征图

1. 表皮细胞及平轴式气孔；2. 油室；3. 星状非腺毛；4. 腺毛和草酸钙簇晶；
5. 木栓纤维；6. 螺纹导管

【采收加工】全年均可采收，洗净，鲜用或阴干。果穗秋季采集，晒干备用。

【化学成分】叶主要含 α- 细辛脑和 γ- 细辛脑、细辛醚、1- 烯丙基二甲氧基 –3，4– 亚甲二氧基苯、氢化桂皮酸、β- 谷甾醇等成分。

【性味功效】性温，味辛。温中散寒，祛风利湿，消肿止痛。用于胃肠寒痛呃逆，脘腹疼痛，腹泻，风寒咳嗽，水肿，疟疾，牙痛，风湿骨痛，跌打损伤等。

尖尾枫
Jianweifeng

【别名】尖尾峰、起疯晒、赶风晒、赶风帅。

【基源】为唇形科紫珠属植物尖尾枫 *Callicarpa longissima*（Hemsl.）Merr. 的干燥叶。

【分布】多生于山坡、荒野以及谷地丛林中。分布于我国广西、四川、广东、海南、福建、江西、台湾等地。

【植物形态】灌木或小乔木。小枝紫褐色，四棱形。叶披针形，叶柄长 1～1.5cm。花序被多细胞的单毛，5～7次分歧，花小而密集；花冠淡紫色，无毛，子房和果实无毛。（图1）

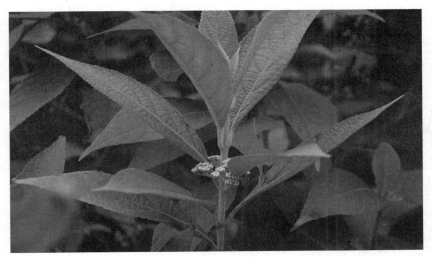

图1 尖尾枫

【药材性状】叶皱缩破碎，完整者展平后呈披针形至椭圆形，长10～20cm或更长，宽2～5cm，全缘或有不明显小齿，上面暗绿色，下面暗黄绿色，有细小的黄色腺点；叶柄长1～1.5cm。有时可见残留小花。揉搓后有芳香气，味微辛、辣。（图2）

【药材粉末显微特征】粉末黄褐色。气孔平轴式。非腺毛多细胞组成，弯曲，腺鳞近圆形；多见螺纹导管、具缘纹孔导管；草酸钙簇晶长约44μm。纤维成束排列。（图3）

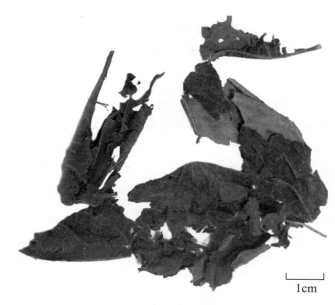

图2 尖尾枫药材图

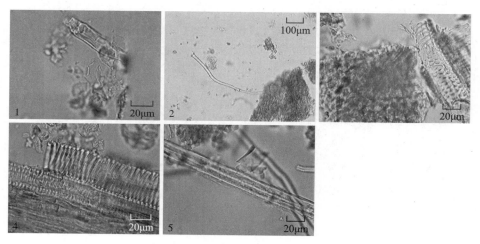

图3 尖尾枫药材粉末显微特征图

1.平轴式气孔；2.非腺毛及圆形腺鳞；3.具缘纹孔导管；
4.螺纹导管及草酸钙簇晶；5.纤维

【采收加工】直接采收即可。

【化学成分】主要含乌苏酸、齐墩果酸、金合欢素、β-谷甾醇、胡萝卜苷等成分。

【性味功效】性温，味辛、微苦。散瘀止血，祛风止痛。用于咯血，呕血，产后风痛，四肢瘫痪，风湿痹痛，跌打损伤，外伤出血等。

姜黄
Jianghuang

【别名】毫命、黄姜、黄丝等。

【基源】为姜科姜黄属植物姜黄 *Curcuma longa* L. 的干燥根茎。

【分布】分布于我国海南、福建、广东、广西、云南、西藏、台湾等地。

【植物形态】株高 1～1.5m。根茎很发达，椭圆形或圆柱状，橙黄色，极香；根粗壮，末端膨大呈块根。叶 5～7 片，叶片两面均无毛；花葶由叶鞘内抽出，穗状花序圆柱状；花冠淡黄色；具侧生退化雄蕊，唇瓣倒卵形；子房被微毛。（图 1）

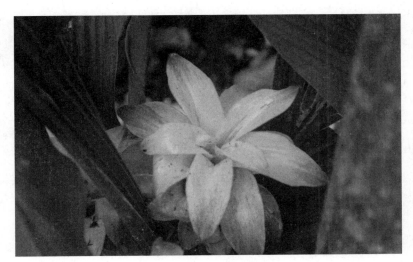

图 1 姜黄

【药材性状】根茎为不规则卵圆形或纺锤形，多弯曲，有皱缩纹理，表面深黄色，粗糙，可见圆形分枝痕及须根痕。质坚实，难于折断，断面棕黄色至金黄色，角质样，有蜡样光泽。内皮层环纹显著，维管束点状散在排列。气香特异。（图 2）

【药材粉末显微特征】粉末黄色。鳞

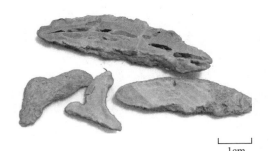

图 2 姜黄药材图

1cm

叶非腺毛多细胞，黄色至深黄色，多成碎片。薄壁细胞多角形，含糊化淀粉粒；油细胞椭圆形或卵形，含黄色油状物。梯纹导管、螺纹导管及网纹导管，直径10～56μm，有的螺纹导管呈复螺纹状增厚。（图3）

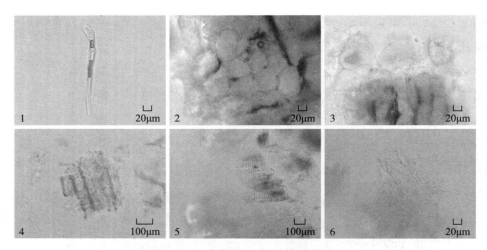

图3　姜黄药材粉末显微特征图

1. 非腺毛；2. 薄壁细胞；3. 油细胞；4. 螺纹导管；5. 梯纹导管和网纹导管；6. 网纹导管

【采收加工】冬季或早春时，选择茎叶枯萎时采挖，洗净，煮或者蒸至透心，晒干，除去须根。

【化学成分】①姜黄素类化合物：姜黄素、双去甲氧基姜黄素、二氢姜黄素等。②倍半萜类：姜黄新酮、莪术双环烯酮、表原莪术烯醇等。③挥发油：姜黄酮、莪术醇、龙脑等。④其他成分：菜油甾醇、酸性多糖、脂肪酸等。

【性味功效】性温，味辛、苦。破血行气，通经止痛。用于胸腹刺痛，胸痹心痛，痛经经闭，癥瘕，风湿肩臂疼痛，跌扑肿痛。

僵蚕
Jiangcan

【别名】僵虫、天虫、白僵蚕等。

【基源】为蚕蛾科昆虫家蚕 *Bombyx mori* Linnaeus 4～5 龄的幼虫感染（或人工接种）白僵菌 *Beauveria bassiana*（Bals.）Vuillant 而致死的干燥体。

【分布】分布于江苏、浙江、四川、广东、海南等地。全国各地均有人工饲养。

【动物形态】雌（雄）成虫全身皆密布白色鳞片。体长 16～23mm。翅两对，前翅位于中胸部。后翅生于后胸，较小，较前翅色淡，边缘有鳞毛，稍长。翅面有白色鳞片。雌性腹部肥硕，末端钝圆。雄性腹部狭窄，末端稍尖。幼虫体灰白色至白色，胸部有皱纹。腹部第 8 节背面有一尾角。蛹棕黄色至棕褐色，鲜蛹外被轻淡蜡质粉。近纺锤形，雄蛹略小于雌蛹，色略深。（图 1）

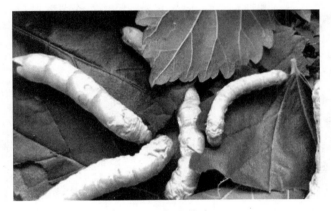

图 1　家蚕幼虫

【药材性状】虫体类圆柱形，多弯曲皱缩。长 2～5cm，直径 0.5～0.7cm，表面灰黄色，被有白色粉霜状的气生菌丝和分生孢子，头部较圆，黄棕色，呈 8 对，体节明显，尾部略呈二分歧状。质硬而脆，易折断面平坦，外层白色，显粉性，中间有亮棕色或亮黑色丝腺环 4 个，气微腥，味微咸。（图 2）

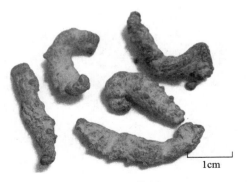

1cm

图 2　僵蚕药材图

【药材粉末显微特征】粉末灰棕色或灰褐色。菌丝体近无色，细长卷曲缠结在体壁中。表皮组织表面具网格样皱缩纹理以及纹理突起形成的小尖突，有圆形小窝；气管壁碎片稍呈弧状，刚毛黄色或黄棕色；可见残留的草酸钙簇晶、草酸钙方晶及螺纹导管。（图3）

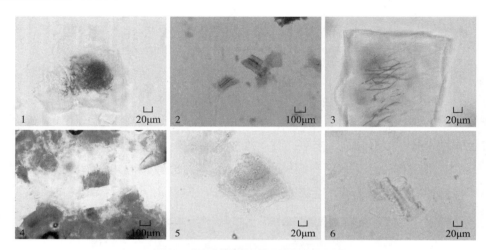

图3　僵蚕药材粉末显微特征图

1. 菌丝体；2. 表皮；3. 气管壁碎片；4. 刚毛和气管壁碎片；
5. 草酸钙簇晶及草酸钙方晶；6. 螺纹导管

【采收加工】多于春、秋季生产，将感染白僵菌病死的蚕干燥。

【化学成分】主要含蛋白质、脂肪、白僵菌黄色素、高分子昆虫毒素、环酯肽类白僵菌素、甾醇类等成分。

【性味功效】性平，味咸、辛。息风止痉，祛风止痛，化痰散结。用于肝风夹痰，惊痫抽搐，小儿急惊风，破伤风，风热头痛，目赤咽痛，风疹瘙痒。

金刚藤
Jingangteng

【别名】铁菱角、马加勒、筋骨柱子等。

【基源】为菝葜科菝葜属植物菝葜 *Smilax zeylanica* L. 的干燥根茎。

【分布】分布于陕西、甘肃、湖北、四川、贵州、海南等地。

【植物形态】攀缘状灌木。高 1 ～ 3m。疏生刺。叶互生，叶片卵圆形或圆形。花单性，雌雄异株；伞形花序，花绿黄色；外轮花被片 3，内轮花被片 3。雌花具 6 枚退化雄蕊。浆果直径 6 ～ 15mm，熟时红色，有粉霜。（图 1）

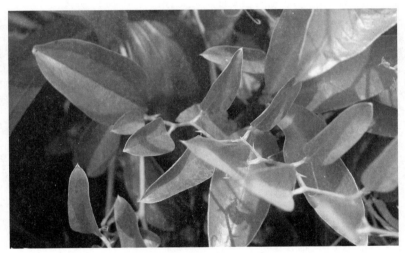

图 1　菝葜

【药材性状】干燥根茎呈不规则拳卷状，表面凹凸不平。长约 8 ～ 13cm，直径约 4 ～ 8cm。外表褐紫色，微有光泽，结节膨大处常有坚硬的须根残基及凸尖样芽痕，或留有坚硬弯曲的细根。质坚硬，难折断。（图 2）

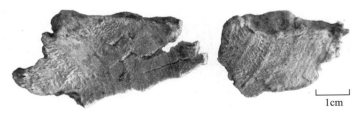

1cm

图 2　金刚藤药材图

【药材粉末显微特征】粉末浅棕红色。石细胞单个散在或数个成群，淡黄色或红棕色，类长椭圆形或不规则形，直径40～195μm，壁厚8～45μm，木化，孔沟明显，胞腔较小，有的含红棕色物。非腺毛分枝状；常见网纹导管和螺纹导管；有时可见分泌道；草酸钙针晶长75～140μm，偶有成束存在于黏液细胞中。（图3）

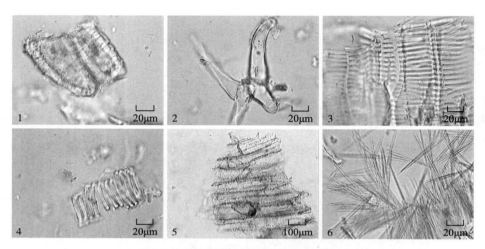

图3　金刚藤药材粉末显微特征图

1.石细胞；2.非腺毛；3.网纹导管；4.螺纹导管；5.分泌道；6.草酸钙针晶

【采收加工】8～9月挖取根茎。洗净，切片，晒干；或用盐水浸泡数小时后蒸熟，晒干。

【化学成分】根茎主要含薯蓣皂苷元及多种由薯蓣皂苷元构成的皂苷、生物碱、酚类等。种子含油酸、亚油酸。

【性味功效】性温，味微辛。祛风利湿，解毒消肿。用于风湿性关节炎，跌打损伤，胃肠炎，痢疾，消化不良，糖尿病等。

锦地罗
Jindiluo

【别名】落地金钱、夜落金钱、文钱红、金线吊芙蓉等。

【基源】为茅膏菜科茅膏菜属植物锦地罗 *Drosera burmanni* Vahl 去花茎的全草。

【分布】生于低湿草地。主要分布于我国海南、广西、广东、福建、台湾等地。

【植物形态】叶莲座状密集，近无柄，绿色或变红色至紫红色。花序花葶状，1～3条，具花 2～19 朵，红色或紫红色；花柄被腺毛或无毛；花 5 基数，子房近球形，无毛。蒴果，果片 5；种子多数，棕黑色。（图 1）

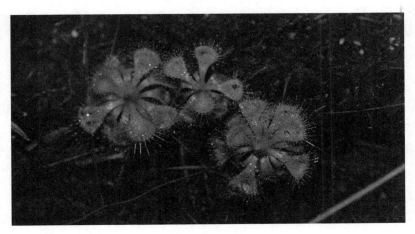

图 1　锦地罗

【药材性状】干燥全草，叶片倒卵状匙形，黄褐色，边缘密布红色腺毛，叶片重叠挤压成铜钱状或形状不规则的扁块形，直径约 15～24mm，厚约 5～8mm 不等。底部棕褐色，根残存，黑褐色、线形；顶面枯黄色，中央残存 1～3 条黄褐色纤细花茎。质地疏松；气微，味淡。（图 2）

【药材粉末显微特征】粉末棕褐色。表皮细胞垂周壁深度波状弯曲；非腺毛多细胞组成；腺鳞圆形，多细胞；常见螺

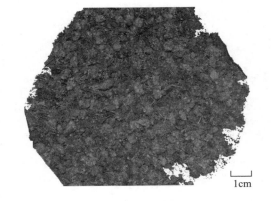

图 2　锦地罗药材图

纹导管和网纹导管；纤维成束排列。（图3）

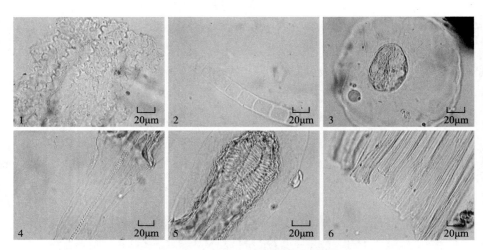

图3　锦地罗药材粉末显微特征图

1. 表皮细胞；2. 非腺毛；3. 腺鳞；4. 螺纹导管；5. 网纹导管；6. 纤维

【采收加工】全年可采。多在春末夏初植株旺盛时拔取全草，剪除细而长的花茎，抖净泥沙，晒干。

【化学成分】主要含槲皮素和金丝桃苷等黄酮类化学成分。

【性味功效】性凉，味甘、淡。清热祛湿，凉血解毒。用于痢疾，肺热咳嗽，咽喉肿痛，小儿疳积，耳内流脓。

九节
Jiujie

【别名】山大刀、暗山公、暗山香、山大颜、吹筒管、刀伤木等。

【基源】为茜草科九节属植物海南九节 *Psychotria hainanensis* Li 的干燥茎和叶。

【分布】生于海拔 20 ～ 1500m 的平地、丘陵、山坡、山谷溪边的灌丛或林中。主要分布于我国海南及南部各省。

【植物形态】灌木或小乔木，叶对生，纸质；托叶短。聚伞花序顶生，多花，总花梗常极短，花小，白色，花药露出。核果近球状至椭圆状，红色，干时有直棱。（图1）

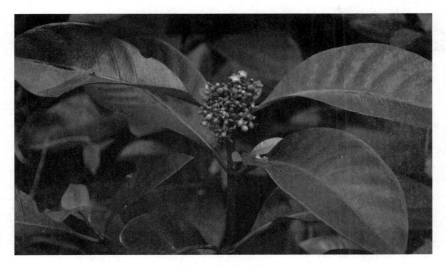

图 1　海南九节

【药材性状】茎圆柱形，幼枝近四方形，直径 1 ～ 1.3cm。表面棕色或灰棕色，节间明显。叶常卷曲破碎，完整叶展平后为椭圆状矩圆形，腹面褐色，背面黄褐色，网脉突出。气微，味淡。（图2）

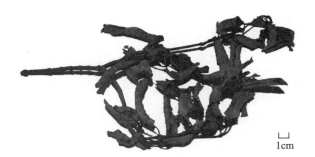

1cm

图 2　九节药材图

【药材粉末显微特征】粉末黄绿

色。表皮细胞垂周壁略为波状弯曲。非腺毛有两种：一种是圆锥形，不分枝，多细胞组成；另一种是星状毛分枝。可见螺纹导管和梯纹导管；草酸钙针晶散在分布。（图3）

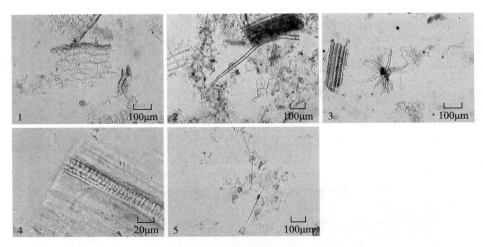

图3　九节药材粉末显微特征图

1.薄壁细胞碎片；2.非腺毛；3.非腺毛和螺纹导管；4.梯纹导管；5.草酸钙针晶

【采收加工】茎、叶全年可采收，鲜用或晒干。

【化学成分】主要含环烯醚萜苷、鞘糖脂、苯并吡喃、黄酮类化合物。

【性味功效】性寒，味苦。清热解毒，祛风除湿，活血止痛。用于感冒发热，咽喉肿痛，白喉，痢疾，肠伤寒等。

九里香
Jiulixiang

【别名】九秋香、九树香、七里香、千里香、过山香等。

【基源】为芸香科九里香属植物九里香 *Murraya paniculata*（L.）Jack 的干燥叶和带叶嫩枝。

【分布】生于平地、缓坡、小丘的灌木丛中。分布于我国台湾、福建、广东、海南、广西等地。

【植物形态】小乔木。枝白灰色或淡黄灰色。小叶 3 ~ 7 片，两侧常不对称，全缘。花多朵聚成圆锥状聚伞花；花白色，芳香；萼片卵形，花瓣 5 片，长椭圆形，盛花时反折；雄蕊 10 枚，长短不等；果橙黄色至朱红色，种子有短棉质毛。（图 1）

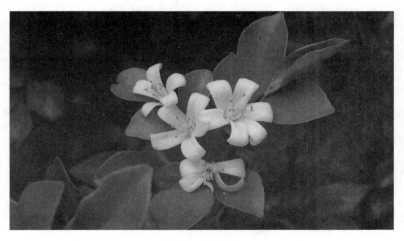

图 1　九里香

【药材性状】圆柱形嫩枝表面灰褐色，具纵皱纹。质坚韧，难于折断，断面不平坦。叶片常脱落；小叶片倒卵形或近菱形，先端钝，急尖或凹入，基部偏斜，全缘；淡黄色，薄革质，腹面有透明腺点，小叶柄短或近无柄。气香，味苦、辛，有麻舌感。（图 2）

【药材粉末显微特征】粉末黄绿色。表皮细胞形态不规则，垂周壁略弯曲；气孔不定式。草酸钙簇晶散在分布。纤维单一或晶纤维成束，方晶大小不一，成行排列；单一纤维纹孔明显，胞腔较大；具缘纹孔导管和螺纹导管常见；有时可见 2 细胞组成的腺毛；油室散在排列。（图 3）

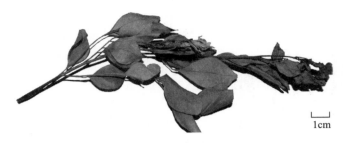

图2 九里香药材图

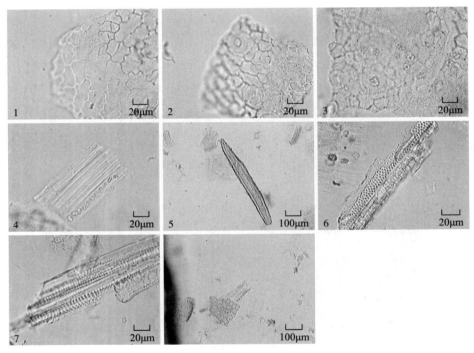

图3 九里香药材粉末显微特征图

1.表皮碎片；2.不定式气孔；3.草酸钙簇晶；4.晶纤维；5.纤维；6.具缘纹孔导管；

7.螺纹导管；8.纤维和腺毛

【采收加工】全年均可采收，除去老枝，阴干。

【化学成分】主要含香豆素、黄酮类、萜类和生物碱等化学成分。其中叶含牻牛儿醇、$\beta-$丁香烯、香茅醇等挥发油类成分。

【性味功效】性微温，味辛、苦；有小毒。行气止痛，活血散瘀。用于胃痛，风湿痹痛；外治牙痛，跌扑肿痛等。

卷柏
Juanbai

【别名】九死还魂草、石柏、岩柏草、黄疸卷柏等。

【基源】为卷柏科卷柏属植物卷柏 *Selaginella tamariscina*（P. Beauv.）Spring 的干燥全草。

【分布】生于海拔 200～1000m 的山地干旱石上缝隙中或石壁上。我国各地广泛分布。

【植物形态】多年生矮小草本，主茎单一，直立，顶端丛生多数扇形分枝小枝而呈辐射开展，干时内卷如拳。营养叶二形，背腹各2列交互着生；孢子叶卵状三角形，具锐尖头，边缘具微齿。孢子囊穗生于枝顶，孢子二形。（图1）

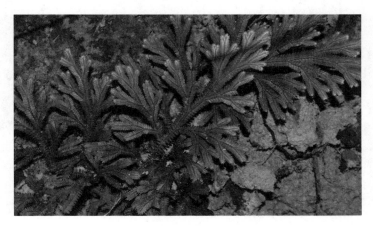

图1 卷柏

【药材性状】全草常卷缩成团，拳形或扁球形，长度为 5～10cm。茎较短，枝丛生，扁而有分枝，绿色或棕黄色，向内卷曲，质脆易折断、枝上密生鳞片状小叶，常灰白或灰棕色，叶片表面光滑无毛，质厚而稍硬，无柄。气微，味淡。（图2）

【药材粉末显微特征】粉末黄绿色。表皮细胞波状弯曲；叶缘细胞狭长向外突出呈齿

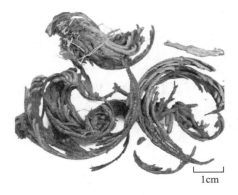

1cm

图2 卷柏药材图

牙状或长毛状；有的表皮细胞具有乳头状突起；气孔不定式，副卫细胞 5 ～ 6 个；表皮细胞有较多非腺毛，圆锥状弯曲，4 ～ 7 个细胞组成；梯纹管胞。厚壁细胞壁连珠状增厚；淡棕色孢子，三角形或近圆形，3 个萌发孔，表面具不规则瘤状突起。石细胞胞腔小，纤维成束排列。（图 3）

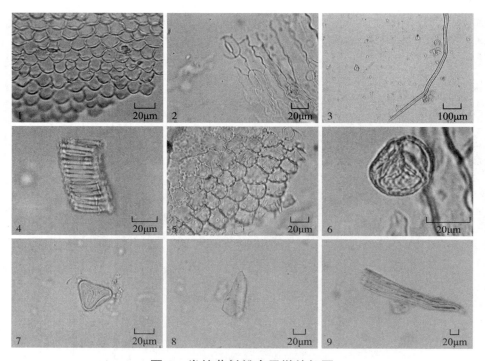

图 3　卷柏药材粉末显微特征图

1. 乳头状表皮细胞；2. 不定式气孔；3. 非腺毛；4. 梯纹管胞；
5. 厚壁细胞（连珠状增厚）；6，7. 孢子；8. 石细胞；9. 纤维

【采收加工】全年均可采收，除去须根，去净泥土，晒干。

【化学成分】主要含苏铁双黄酮、穗花杉双黄酮、扁柏双黄酮、异柳杉素及芹菜素、海藻糖、卫矛醇、胡萝卜苷、三十二烷酸、二十八烷酸等成分。

【性味功效】性平，味辛。活血通经，炒炭止血。用于闭经，子宫出血，便血，痔疮出血，腹痛等。

决明子
Juemingzi

【别名】草决明、羊明、羊角、马蹄决明、假绿豆、马蹄子、羊角豆等。

【来源】为豆科决明属植物决明 *Senna tora*（L.）Roxb. 的干燥成熟种子。

【分布】分布于我国长江以南各省区。

【植物形态】叶长 4～8cm，小叶 3 对，膜质，托叶线状，被柔毛，早落。花腋生，通常 2 朵聚生；萼片稍不等大，花瓣黄色，能育雄蕊 7 枚，荚果纤细，种子约 25 颗，菱形，光亮。（图 1）

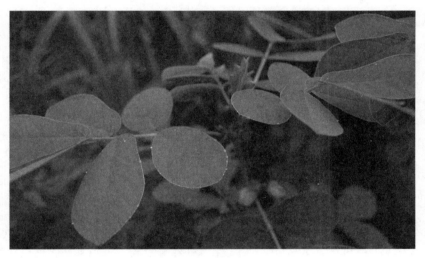

图 1　决明子

【药材性状】呈短圆柱形，长 3～5mm，宽 2～3mm，种皮棱线两侧各有一片宽阔的浅黄绿色带，质地坚硬，难于破碎。气微，味微苦。（图 2）

【药材粉末显微特征】粉末绿棕色。种皮角质层细胞近圆形。草酸钙簇晶数目较多，直径 15～22μm；方晶与纤维结合成晶纤维；非腺毛星状分枝；腺鳞近圆形；多细胞组成；梯纹导管。（图 3）

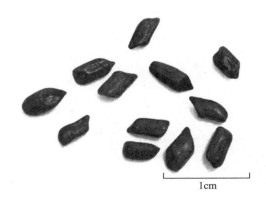

1cm

图 2　决明子药材图

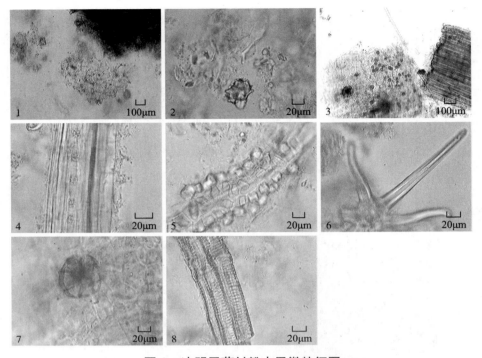

图 3 决明子药材粉末显微特征图

1. 种皮角质层细胞；2，3，4. 草酸钙簇晶；5. 晶纤维与方晶；6. 非腺毛；
7. 腺鳞；8. 梯纹导管

【采收加工】果实成熟时将全株收割晒干，得到种子，除净杂质，再将种子晒至全干，即成商品。

【化学成分】新鲜种子含大黄酚、大黄素、芦荟大黄素、决明素、新月孢子菌玫瑰色素等；尚含维生素 A。

【性味功效】性微寒，味甘、苦、咸。清热明目，润肠通便。用于目赤涩痛，畏光多泪，头痛眩晕，目暗不明，大便秘结。

宽筋藤
Kuanjinteng

【别名】打不死、大接筋藤、大松身等。

【基源】为防己科青牛胆属植物中华青牛胆 *Tinospora sinensis*（Lour.）Merr. 的干燥或新鲜茎。

【分布】生于林地、山坡等处。分布于我国海南、广东等地。

【植物形态】藤本；老枝散生疣突状皮孔。叶纸质，全缘，两面被短柔毛，背面甚密；掌状脉 5 条；叶柄被短柔毛。总状花序；雄花萼片 6，两轮各 3 片；花瓣 6；雄蕊 6；雌花序单生；心皮 3。核果有明显的背肋和许多小疣状凸起。（图 1）

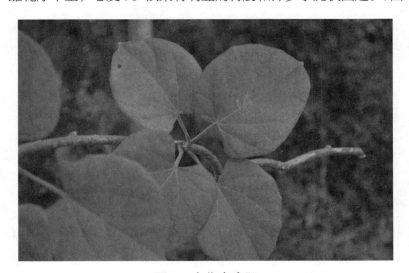

图 1　中华青牛胆

【药材性状】茎类圆柱形，直径 5～20mm，栓皮外表呈黄绿色，具皱纹，有明显的皮孔及叶痕。断面灰白色，木部呈放射状纹理，可见众多的细小圆孔；当剖开可以发现木部从射线部分分裂呈折纸扇的扇骨状张开样。气微，味微苦。（图 2）

【药材粉末显微特征】粉末淡黄棕

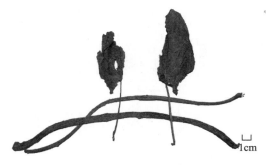

图 2　宽筋藤药材图

161

色。木栓组织碎片，细胞表面观呈多角形或类长方形，淡棕色。非腺毛多细胞组成，圆锥状弯曲。常见具缘纹孔导管和螺纹导管。纤维成束排列。石细胞众多，形态多样，单个散在或 3 ～ 5 个成群。（图 3）

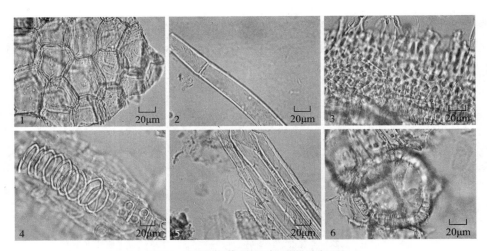

图 3　宽筋藤药材粉末显微特征图

1. 木栓细胞；2. 非腺毛；3. 具缘纹孔导管；4. 螺纹导管；5. 纤维；6. 石细胞

【采收加工】全年均可采收，洗净，切厚片，晒干或鲜用。

【化学成分】含金果榄酮、表金果榄苷、掌叶防己碱、药根碱、四氢原小檗碱类、原小檗碱类、阿朴啡类生物碱及其他微量生物碱。

【性味功效】性寒，味苦。清热解毒，利咽，止痛。用于急性咽喉炎，扁桃体炎，急性胃肠炎，细菌性痢疾，胃及十二指肠溃疡，胃痛，痈肿疮疖，瘰疬，蛇咬伤等。

辣蓼
Laliao

【别名】斑蕉草、梨同草、蓼子草等。

【基源】为蓼科萹蓄属植物辣蓼 *Polygonum hydropiper* L. 的干燥地上部分。

【分布】分布于我国南北各省区。

【植物形态】一年生草本。茎直立，节部膨大。叶披针形边缘全缘，具缘毛，两面无毛，被褐色小点，具辛辣味；托叶鞘筒状，具短缘毛。总状花序呈穗状，常下垂；花被 5 深裂，被黄褐色透明腺点；雄蕊 5 ～ 8；雌蕊 1。瘦果。（图 1）

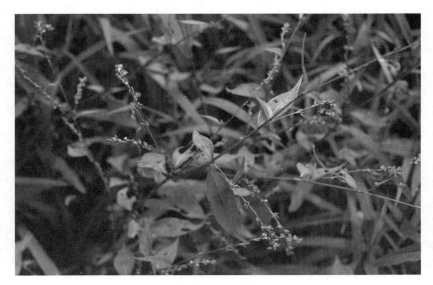

图 1　辣蓼

【药材性状】茎圆柱形，有分枝；表面灰棕色或棕红色，有细小纵棱线，节膨大；质脆，易折断，断面中空。叶片常皱缩破碎，完整叶展平后为披针形，长5 ～ 10cm，宽 0.7 ～ 1.5cm，全缘，两面有棕黑色斑点及细小腺点；托叶鞘筒状；总状穗状花序长 4 ～ 10cm，花被淡绿色，5 裂，密被腺点。气微，味辛、辣。（图 2）

【药材粉末显微特征】粉末棕褐色。表皮细胞不规则多角形，垂周壁较平直，其下有类圆形的分泌细胞；下表皮细胞垂周壁波状弯曲；气孔为平轴式椭圆形，少数不定式或不等式，副卫细胞常为 2 ～ 4 个；腺鳞圆形，散生于表皮细胞；非腺毛

分枝，圆锥形；草酸钙簇晶散生；有纤维束和网纹导管。（图3）

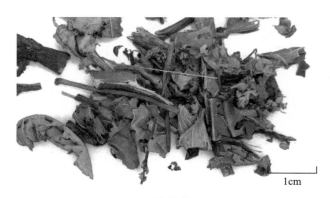

图2 辣蓼药材图

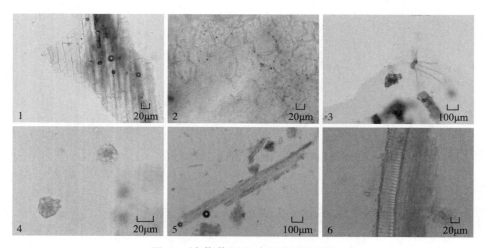

图3 辣蓼药材粉末显微特征图

1.表皮细胞；2.气孔和腺鳞；3.非腺毛；4.草酸钙簇晶；5.纤维束；6.网纹导管

【采收加工】夏、秋季采收全草，晒干。

【化学成分】主要含金丝桃苷、芦丁、斛皮素、异鼠李素、山奈酚等成分。

【性味功效】性温，味辛；有小毒。解毒，除湿，散瘀，止血。用于痢疾，泄泻，风湿痹痛，跌打肿痛，毒蛇咬伤，湿疹，脚癣，外伤出血等。

冷饭藤
Lengfanteng

【别名】过山龙藤、黑老虎等。

【基源】为五味子科南五味子属植物冷饭藤 *Kadsura oblongifolia* Merr. 的干燥藤。

【分布】生于海拔 500 ～ 1000m 的疏林中。分布于海南（琼中、琼海、保亭、儋州）。

【植物形态】藤本，全株无毛。叶纸质，花单生于叶腋，雌雄异株。雄花：花被片黄色，雄蕊群具雄蕊约 25 枚。雌花：花被片与雄花相似，雌蕊 35 ～ 50 枚。聚合果近球形；小浆果椭圆体形，顶端外果皮薄革质。种子 2 ～ 3。（图 1）

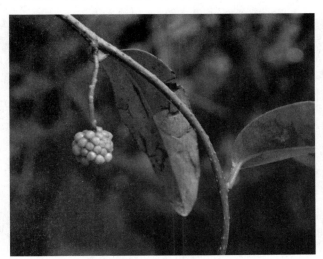

图 1　冷饭藤

【药材性状】干燥木质藤本，茎互相缠绕，黄褐色，茎上有较粗的纵棱，全株无毛。茎有松而厚软的木栓层，去皮后呈红色。质地较脆，易折断，断面髓部中空。（图 2）

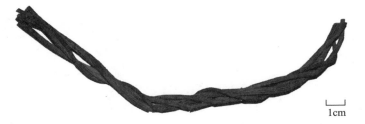

1cm

图 2　冷饭藤药材图

【药材粉末显微特征】粉末淡红色。纤维成束或单一，纤维壁中草酸钙小方晶密布，形成晶纤维，长 120 ～ 360μm，直径 25 ～ 30μm。螺纹或具缘纹孔导管，多

破碎，直径 30 ～ 40μm。石细胞椭圆形，孔纹明显；偶见平轴式气孔，副卫细胞周边有放射状纹理。（图 3）

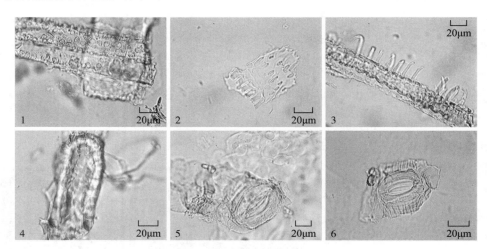

图 3　冷饭藤药材粉末显微特征图

1. 晶纤维与方晶；2. 具缘纹孔导管；3. 螺纹导管；4. 石细胞；
5. 平轴式气孔（周边有放射性纹理）；6. 气孔

【采收加工】秋、冬季采割，切片晒干。

【化学成分】主要含木脂素、三萜和黄酮类化合物。

【性味功效】性温，味甘。祛风除湿，行气止痛。用于感冒，风湿痹痛，胃痛，跌打损伤等。

荔枝核
Lizhihe

【别名】荔仁、枝核、大荔核。

【基源】为无患子科荔枝属植物荔枝 *Litchi chinensis* Sonn. 的干燥种子。

【分布】分布于广东、海南等地。

【植物形态】常绿乔木。小枝圆柱状，密生白色皮孔。小叶2或3对，较少4对，全缘，两面无毛；花序顶生，萼被金黄色短绒毛；雄蕊6～7；子房密被小瘤体和硬毛。果成熟时通常暗红色至鲜红色；种子全部被肉质假种皮包裹。（图1）

【药材性状】种子为长圆形或卵圆形，略扁，长1.5～2.2cm，直径1～1.5cm。表面棕红色，平滑，有光泽，略有凹陷及细波纹。一端有黄棕色种脐，类圆形，直径约7mm。质硬。气微，味微甘、苦、涩。（图2）

【药材粉末显微特征】粉末棕黄色。镶嵌层细胞黄棕色，呈长条形，由数个细胞为一组。星状细胞淡棕色，呈不规则星状分枝，细胞间隙大，壁薄。石细胞成群或单个散在，形态各异，呈类圆形、类方形、类多角形等，多有突起或分枝，长20～30μm。子叶细胞呈类圆形或类圆多角形，充满淀粉粒，并可见棕色油细胞。胚乳细胞内含

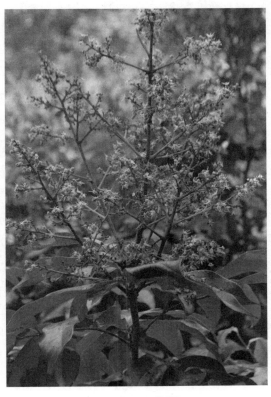

图1 荔枝

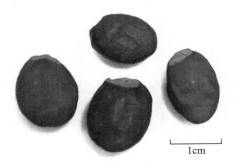

图2 荔枝核药材图

1cm

大量后含物，细胞间隙有大量油滴存在；偶见非腺毛。（图3）

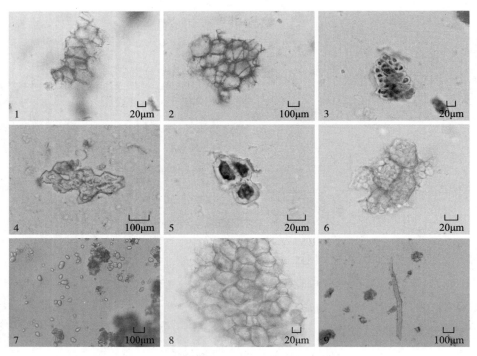

图3　荔枝核药材粉末显微特征图

1. 镶嵌层细胞；2. 星状薄壁细胞；3，4，5. 石细胞；6. 子叶细胞；7. 淀粉粒；
8. 胚乳细胞；9. 非腺毛

【采收加工】夏季采摘成熟果实，除去果皮及肉质假种皮，洗净，晒干。

【化学成分】主要含原儿茶醛、原儿茶酸、胡萝卜苷、表儿茶素、芦丁、豆甾醇、
β-胡萝卜苷等成分。

【性味功效】性温，味甘、微苦。行气散结，祛寒止痛。用于寒疝腹痛，睾丸
肿痛。

两面针
Liangmianzhen

【别名】入地金牛、红倒钩簕、两背针、双面针、双面刺等。

【基源】为芸香科花椒属植物两面针 *Zanthoxylum nitidum*（Roxb.）DC. 的干燥根。

【分布】生于旷野向阳的杂木林中。主要分布于我国广东、广西、台湾、福建、海南、贵州、云南等地。

【植物形态】木质藤本。茎、枝、叶轴背面、叶柄及叶主脉上均着生下弯的皮刺。茎棕褐色，有皮孔。叶互生，单数羽状复叶，有小叶 7 ～ 11 片，小叶对生。伞房状花序腋生，花单性。花瓣 4。雄花雄蕊 4 枚，雌花雌蕊退化，心皮 4，近离生，柱头头状。蓇葖果常 2。种子卵圆形，黑色光亮，味麻辣。（图 1）

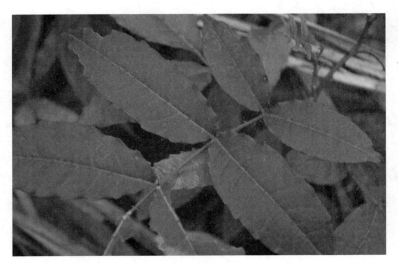

图 1 两面针

【药材性状】根圆柱形，有粗纵纹。常切成厚片或圆柱形短段，长 2 ～ 20cm，直径 0.5 ～ 8cm。栓皮黑色，有黄白色类圆形纵向排列的突起皮孔。切断面较光滑，皮部淡棕色，木部淡黄色，可见同心性环纹及密集的小孔。质地坚硬。气微香，味辛辣、麻舌而苦。（图 2）

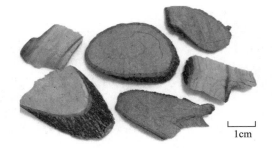

1cm

图 2 两面针药材图

【药材粉末显微特征】粉末黄白色。草酸钙方晶数量众多，菱形、长方形或双锥形，长 15 ～ 50μm，宽 15 ～ 30μm。木纤维弯曲，细长具斜纹孔。草酸钙簇晶散在分布；油细胞壁薄，纺锤形或长圆形。螺纹导管；偶见气孔，副卫细胞 4 ～ 6个。（图 3）

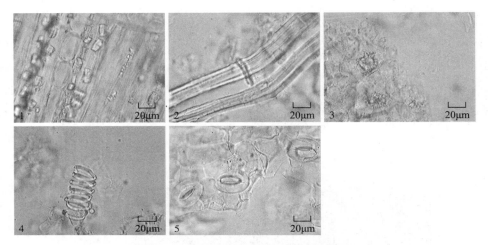

图 3　两面针药材粉末显微特征图

1. 草酸钙方晶；2. 纤维；3. 草酸钙簇晶和油细胞；4. 螺纹导管；5. 不定式气孔

【采收加工】全年均可采挖，洗净，切片或段，晒干。

【化学成分】根皮和茎皮主要含苯并菲啶类生物碱：两面针碱、白屈菜红碱、异崖椒定碱等成分；又含黄酮及香豆素、氨基酸等。鲜叶含单萜类挥发油。

【性味功效】性平，味苦、辛；有小毒。行气止痛，活血化瘀，祛风通络。用于气滞血瘀引起的跌打损伤、风湿痹痛、胃痛、牙痛等。

了哥王
Liaogewang

【别名】九信菜、鸡子麻、南岭荛花、蒲仑等。

【基源】为瑞香科荛花属植物了哥王 *Wikstroemia indica*（Linn.）C. A. Mey 的干燥茎叶。

【分布】分布于我国广东、海南、广西、福建、台湾、湖南、四川、贵州、云南和浙江等地。

【植物形态】灌木，高 0.5 ～ 2m。小枝红褐色，无毛。叶对生，纸质至近革质，干时棕红色，无毛，侧脉细密，极倾斜。花黄绿色，数朵组成顶生头状总状花序。雄蕊 8 枚，2 列。果椭圆形，成熟时红色至暗紫色。（图 1）

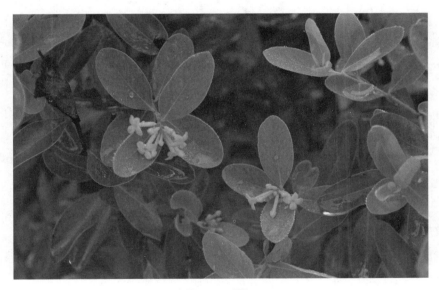

图 1　了哥王

【药材性状】茎圆柱形，红褐色，光滑，质地坚硬。叶卷曲，完整叶片革质状，长卵形，黄绿色至棕黄色，腹面色泽较深，有光泽，全缘，两缘往往向上面卷曲，叶端短尖或钝形，主脉向下方凸出。叶柄极短，质脆易折断，断面纤维性。气微，味微苦。（图 2）

【药材粉末显微特征】粉末棕绿色。表皮细胞多角形，气孔不等式，副卫细胞常 3 个；具缘纹孔导管；木栓细胞呈多角形，黄棕色。石细胞胞腔狭窄；纤维壁厚，胞腔狭小平直，长600～1300μm，线形，单个或成束存在。纤维成束排列。
（图3）

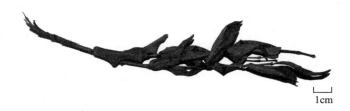

图2　了哥王药材图

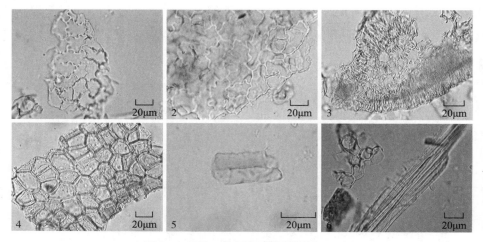

图3　了哥王药材粉末显微特征图

1. 表皮碎片；2. 不等式气孔；3. 具缘纹孔导管；4. 木栓细胞；5. 石细胞；6. 纤维

【采收加工】夏季采茎叶。

【化学成分】主要成分为黄酮类如槲皮素、山柰酚、杨梅素、芫花素等；木脂素类如西瑞香素、南荛酚等。

【性味功效】性寒，味苦、微辛；有毒。清热解毒，化痰散结，通经利水。用于跌打，痈肿。

六方藤
Liufangteng

【别名】五俭藤、山坡瓜藤、拦河藤、散血龙、抽筋藤、软筋藤等。

【基源】为葡萄科白粉藤属植物翅茎白粉藤 *Cissus hexangularis* Thorel ex Planch. 的干燥藤茎。

【分布】生于山地疏林中。分布于福建南部、海南、广东雷州半岛及广西等地。

【植物形态】木质藤本。小枝近圆柱形，具6翅棱，翅棱间有纵棱纹；卷须不分枝，与叶对生。叶片基出脉3；复二歧聚伞花序；花梗被腺毛；花萼碟形，全缘；花瓣长圆形；花盘显著，4浅裂。浆果近球形，种子1粒。（图1）

【药材性状】茎近圆柱形，直径2～4cm，常扭曲。具6翅棱和纵棱纹，常皱褶，无毛。卷须不分枝。质韧，不易折断，断面木质部宽广，中央有髓。气微，味淡。（图2）

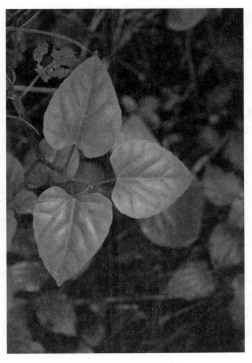

图1　翅茎白粉藤

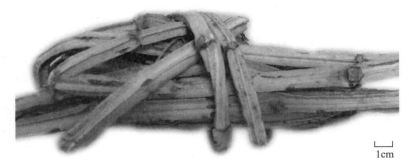

1cm

图2　六方藤药材图

【药材粉末显微特征】粉末黄色。薄壁细胞近长椭圆形或长方形，直径约 120μm；具有三种草酸钙晶体：草酸钙簇晶散在排列，草酸钙方晶成行排列在纤维束上，草酸钙针晶束。导管为具缘纹孔导管和螺纹导管。（图 3）

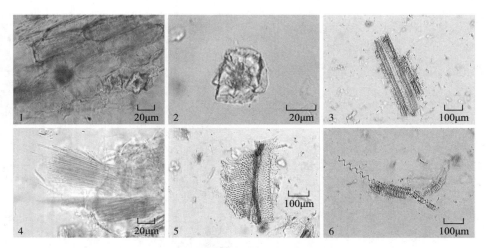

图 3　六方藤药材粉末显微特征图

1，2.草酸钙簇晶；3.草酸钙方晶；4.草酸钙针晶束；5.具缘纹孔导管；6.螺纹导管

【采收加工】秋季采收藤茎，应在离地面 20cm 处割取，去掉叶片，切段，鲜用或晒干。

【化学成分】主要含有糖类、苷类、鞣质类、黄酮类、酚类、蒽醌类、香豆素类、强心苷类等。

【性味功效】性平，味辛、微苦。祛风除湿，活血通络。用于风湿痹痛，腰肌劳损，跌扑损伤。

龙眼核
Longyanhe

【别名】圆眼核、桂圆核仁。

【基源】为无患子科龙眼属植物龙眼 *Dimocarpus longan* Lour. 的干燥种子。

【分布】主要分布于我国福建、台湾、广东、海南等地。

【植物形态】常绿乔木，高达 10m。小枝粗壮，被微柔毛，散生苍白色皮孔。小叶 4～5 对，两侧常不对称；花序大型，多分枝；花梗短；萼片近革质；花瓣乳白色，与萼片近等长；果近球形，外面稍粗糙，或少有微凸的小瘤体；种子茶褐色，光亮，全部被肉质的假种皮包裹。（图1）

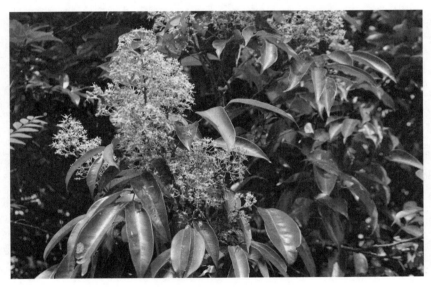

图1 龙眼

【药材性状】干燥种子近圆形或椭圆形，直径 0.8～1.2cm。先端圆，基部具稍凹陷或凸出的黄褐色种脐。表面黑色，油亮光泽，具不规则的干缩纵皱纹。气微，味淡。（图2）

【药材粉末显微特征】粉末黄

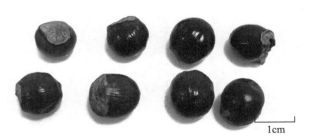

图2 龙眼核药材图

褐色。淀粉粒常单粒和半复粒；表面较光滑，部分有似鲜果壳表面的裂纹，单粒多半呈椭圆形，脐点呈裂缝状，层纹不明显，直径约 10 ～ 15μm；种子无纤维，有油滴。石细胞形态多样，近长方形或梭形；草酸钙方晶大小约 10μm；胚乳细胞类椭圆形，直径 22 ～ 72μm，含大量糊粉粒。（图 3）

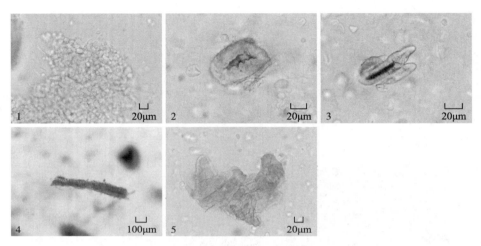

图 3　龙眼核药材粉末显微特征图

1. 淀粉粒；2，3. 石细胞；4. 纤维上附小方晶；5. 胚乳细胞

【采收加工】果实成熟后，剥除果皮、假种皮，留取种仁，鲜用或晒干备用。

【化学成分】主要含肥皂草素及脂肪。另外种子含三种氨基酸：2- 氨基 -4- 甲基 -5- 己炔酸、2- 氨基 -4- 羟甲基 -5- 己炔酸和 2- 氨基 -4- 羟基 -6- 庚炔酸。种子油中含二氢苹婆酸。

【性味功效】性平，味苦、涩。行气散结，止血，燥湿。用于疝气，瘰疬，创伤出血，腋臭，疥癣，湿疮。

裸花紫珠
Luohuazizhu

【别名】赶风柴、节节红、饭汤叶、亚寨凡、白花茶等。

【基源】为唇形科紫珠属植物裸花紫珠 *Callicarpa nudiflora* Hook. et Arn. 的干燥枝叶。

【分布】分布于广东、广西、海南等地。

【植物形态】灌木至小乔木，老枝无毛而皮孔明显，小枝、叶柄与花序密生灰褐色分枝茸毛。叶片表面深绿色，干后变黑色，除主脉有星状毛，背面密生灰褐色茸毛和分枝毛。聚伞花序开展，6～9次分歧；果实近球形，径约2mm，红色，干后变黑色。（图1）

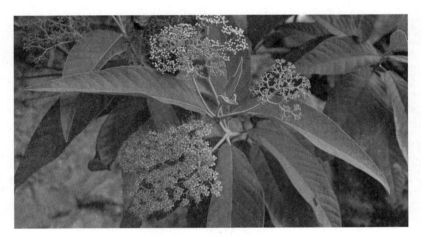

图1　裸花紫珠

【药材性状】干燥枝圆柱形，附生较多黄褐色茸毛，有较多白色皮孔。叶常卷曲皱缩，展平后呈卵状披针形或矩圆形，长10～25cm，宽4～9cm。腹面黑色，主脉有褐色星状毛，背面密生黄褐色茸毛。背面侧脉隆起，叶柄也被星状毛。气微香，味涩，微苦。（图2）

【药材粉末显微特征】粉末灰棕色。非

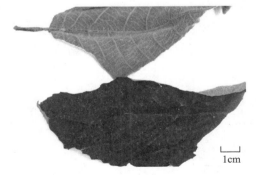

1cm

图2　裸花紫珠药材图

腺毛有两种：一种为迭生星状非腺毛，大多碎断，壁较厚；另一种非腺毛1～2个细胞，末端有分枝，壁薄。腺鳞头部4～6细胞，扁球形，直径50～60μm；螺纹导管；纤维单个或成束分布，胞腔线性排列；薄壁细胞方形，排列较整齐，细胞壁略呈波状弯曲；气孔不定式。（图3）

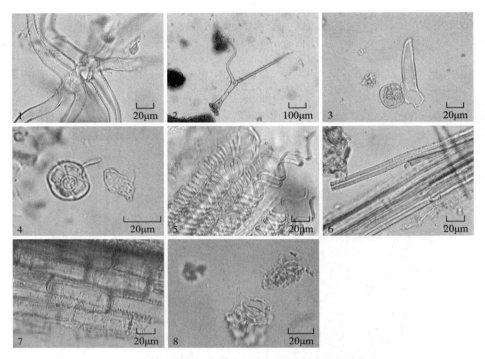

图3　裸花紫珠药材粉末显微特征图

1，2.非腺毛；3.腺鳞及非腺毛；4.腺鳞；5.螺纹导管；6.纤维；7.薄壁细胞；8.气孔

【采收加工】全年均可采收，除去杂质，晒干。

【化学成分】主要含木犀草素等黄酮类化合物，石竹烯、香橙烯等挥发油成分，毛蕊花糖苷、连翘酯苷等酚类化合物等。

【性味功效】性平，味苦、微辛。散瘀止血，解毒消肿。用于衄血，咳血，吐血，便血，跌打瘀肿，外伤出血，水火烫伤，疮毒溃烂等。

络石藤
Luoshiteng

【别名】石龙藤、耐冬、白花藤等。

【基源】为夹竹桃科络石属植物络石 *Trachelospermum jasminoides*（Lindl.）Lem. 的干燥带叶藤茎。

【分布】分布于我国海南、山东、安徽、江苏、浙江、福建、台湾、广东、广西、江西、湖北、湖南、贵州、云南等地。

【植物形态】常绿攀缘灌木。茎赤褐色，多分枝，无毛，表面有点状皮孔，幼枝有细柔毛。叶对生；叶柄幼时被灰褐色柔毛，后脱落；叶片椭圆形或卵状披针形，全缘，上面深绿色，无毛，下面淡绿色，被细柔毛。聚伞花序腋生，蓇葖果长圆柱形。种子线形而扁。（图1）

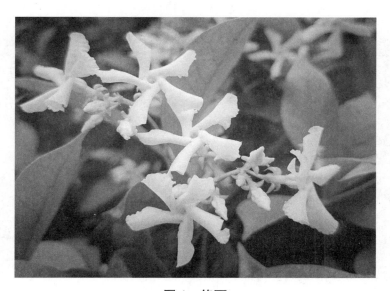

图1　络石

【药材性状】茎圆柱形，常弯曲，直径1～5mm；表面红褐色，有横向或纵向点状皮孔及不定根；质硬，断面中空，淡黄白色。叶对生，有短柄；展平后叶片呈椭圆形或卵状披针形；全缘，腹面暗绿色或棕绿色，背面淡黄绿色，革质。气微，味微苦。（图2）

【药材粉末显微特征】粉末黄绿色。表皮细胞多边形，细胞垂周壁波状弯曲；气孔平轴式。非腺毛多细胞，圆锥状；壁厚，具疣点状突起，常含黄色物质。纤维常成束，壁薄，胞腔明显，纹孔可见。草酸钙方晶众多，类菱形，多面性，大小不一。导管主要含螺纹导管，可见具缘纹孔导管；乳汁管片段多见。（图3）

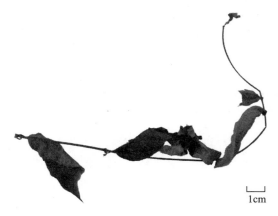

1cm

图2　络石藤药材图

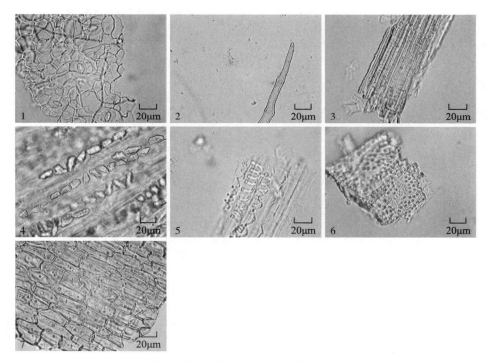

图3　络石藤药材粉末显微特征图

1.表皮细胞及平轴式气孔；2.非腺毛；3.纤维；4.草酸钙方晶；5.螺纹导管；
6.具缘纹孔导管；7.乳汁管

【采收加工】冬季至次春采割，除去杂质，晒干。

【化学成分】①木质素类：牛蒡子苷、牛蒡子苷元、罗汉松树脂苷等。②黄酮类：大豆苷、木犀草素、芹菜素、柚皮苷等。③三萜类：络石苷 F、络石苷 D-1 等。

【性味功效】性微寒，味苦。祛风通络，凉血消肿，止血。用于跌打损伤，风湿痹痛，咽喉肿痛，疔疮肿毒，外伤出血等。

马鞭草
Mabiancao

【别名】马鞭梢、铁马鞭、白马鞭、疟马鞭、凤颈草等。

【基源】为马鞭草科马鞭草属植物马鞭草 *Verbena officinalis* Linn. 的干燥或新鲜地上部分。

【分布】我国华东、华南和西南大部地区均有分布。

【植物形态】多年生直立草本，基部木质化。单叶对生，两面被硬毛，下面脉上的毛尤密。顶生或腋生的穗状花序，花蓝紫色，无柄，花萼膜质，筒状，花冠微呈二唇形，花丝极短；子房无毛，果包藏于萼内，小坚果。（图1）

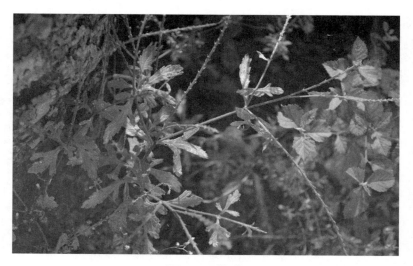

图1 马鞭草

【药材性状】茎方形，多分枝，有纵沟；表面绿褐色或黄褐色，粗糙；质硬而脆，断面有白色髓部或中空。叶常皱缩破碎，绿褐色，完整叶展平后为卵形至长卵形，3深裂，边缘有锯齿。两面被硬毛，背面脉上的毛尤更密。可见细长穗状花序和多数小花。气微，味苦。（图2）

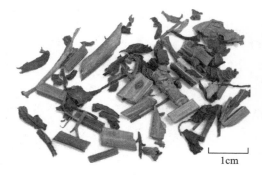

1cm

图2 马鞭草药材图

【药材粉末显微特征】粉末绿褐色。茎表皮细胞呈长多角形或类长方形，垂周壁多平直。薄壁细胞近六边形。叶下表皮细胞垂周壁波状弯曲，气孔不定式或不等式，副卫细胞 3～5 个。非腺毛单细胞；腺毛头部 4 细胞，直径 23～58μm，柄单细胞。花粉粒类圆形或类圆三角，直径 24～35μm，表面光滑，有 3 个萌发孔。可见石细胞、梯纹导管及纤维。（图 3）

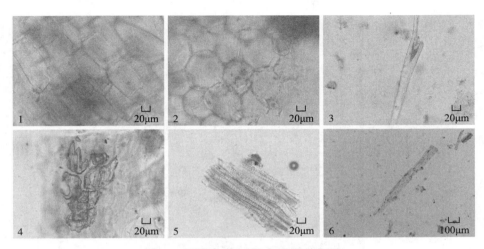

图 3 马鞭草药材粉末显微特征图

1. 表皮细胞；2. 薄壁细胞；3. 非腺毛；4. 石细胞；5. 梯纹导管；6. 纤维

【采收加工】夏、秋季采收，晒干或鲜用。

【化学成分】全草含马鞭草苷、鞣质、挥发油。根和茎中含水苏糖。叶含腺苷和 β– 胡萝卜素。

【性味功效】性凉，味苦。活血散瘀，解毒，利水，退黄，截疟。用于癥瘕积聚，痛经经闭，喉痹，痈肿，水肿，黄疸，疟疾。

马齿苋
Machixian

【别名】五行草、长命菜、五方草、瓜子菜、麻绳菜、马齿菜、蚂蚱菜等。

【基源】为马齿苋科马齿苋属植物马齿苋 *Portulaca oleracea* Linn. 的干燥全草。

【分布】我国南北各地均有分布。

【植物形态】一年生草本，全株无毛。茎平卧，伏地铺散。叶互生，叶片扁平，肥厚；叶柄粗短。花无梗，苞片叶状；萼片绿色，盔形；花瓣黄色；雄蕊花药黄色；子房无毛。蒴果卵球形；种子细小。（图1）

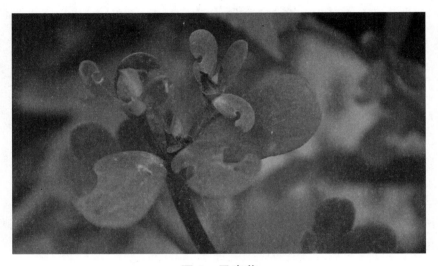

图1　马齿苋

【药材性状】干燥全草常皱缩卷曲成团。茎细而扭曲。表面黄褐色至绿褐色，有明显的纵沟纹。质脆，易折断，断面中心黄白色。叶常皱缩破碎，完整叶片展平后倒卵形，绿褐色，长1～2.5cm，宽0.5～1.5cm。可见残存椭圆形蒴果或其裂片，内含多数细小的种子。气微弱而特殊，味微酸而带黏性。（图2）

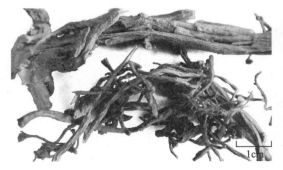

图2　马齿苋药材图

【药材粉末显微特征】粉末灰绿色。

叶上表皮细胞表面观，细胞壁较平直，下表皮细胞垂周壁常波状弯曲。角质层纹理明显，气孔平轴式。薄壁细胞较大。近方形。草酸钙簇晶，直径 7 ～ 37μm；花粉粒近椭圆形；石细胞近圆锥形，胞腔小；网纹导管；可见棕色块。（图 3 ）

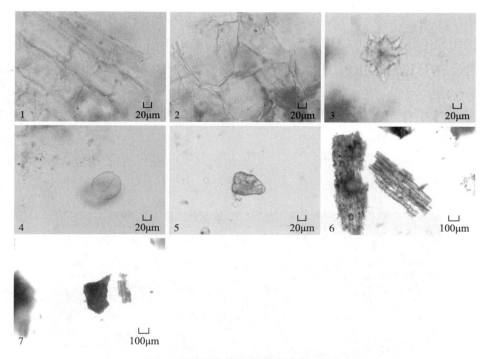

图 3　马齿苋药材粉末显微特征图

1. 表皮细胞；2. 薄壁细胞；3. 草酸钙簇晶；4. 花粉粒；5. 石细胞；6. 网纹导管；7. 棕色块

【采收加工】夏、秋两季当茎叶茂盛时采收，割取全草，洗净泥土，用沸水略烫后晒干。

【化学成分】主要含左旋去甲肾上腺素、多巴明、焦性儿茶酚等；尚含维生素、胡萝卜素、皂苷、鞣质、树脂、脂肪、尿素及金属元素等成分。

【性味功效】性寒，味酸。清热解毒，凉血止血，止痢。用于热毒血痢，痈肿疔疮，湿疹，丹毒，蛇虫咬伤，便血，痔血，崩漏下血。

马缨丹
Mayingdan

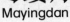

【别名】五龙兰、五色梅、红花刺、臭金凤等。

【基源】为马鞭草科马缨丹属植物马缨丹 *Lantana camara* L. 的干燥枝叶。

【分布】常生于海拔 80～1500m 的海边沙滩和空旷地区。分布于我国海南、台湾、福建、浙江、云南、四川、广东和广西等地。

【植物形态】灌木，高 1～2m。茎四棱形，有散生倒钩刺。叶对生，卵状或矩圆状卵形，边缘有锯齿，上面粗糙，两面有毛，叶揉碎后有臭气。腋生头状花序，花高脚碟形，粉红、红色、橙色、黄色均有。果肉质球形，成熟时紫黑色。（图1）

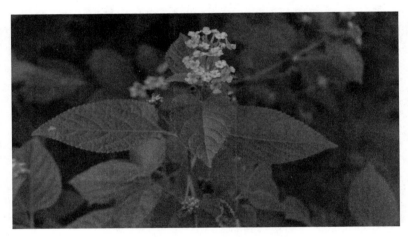

图1 马缨丹

【药材性状】干燥茎略呈四方形，表面浅黄绿色，具棱，嫩枝具倒钩状皮刺。质韧，难折断，断面皮部黄色，木部淡黄白色。中央白色髓部较大。气微，味涩。叶粗糙，常卷缩，展平后卵状或矩圆状卵形，边缘有锯齿，腹面黑褐色，背面黄绿色，两面有毛。叶揉碎后有臭气。（图2）

【药材粉末显微特征】粉末棕黄色。非

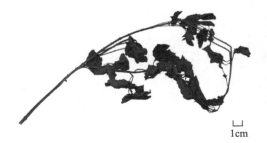

1cm

图2 马缨丹药材图

腺毛众多，单细胞，疣状突起显著。分泌细胞类圆形，直径 22 ～ 30μm，内含橙黄色油滴；石细胞单个或成群，黄绿色，直径 25 ～ 50μm。纤维常成束排列；螺纹、网纹导管或具缘纹孔导管，直径 22 ～ 48μm。表皮细胞壁有皱纹，平轴式气孔，副卫细胞两侧有放射状纹理。（图 3）

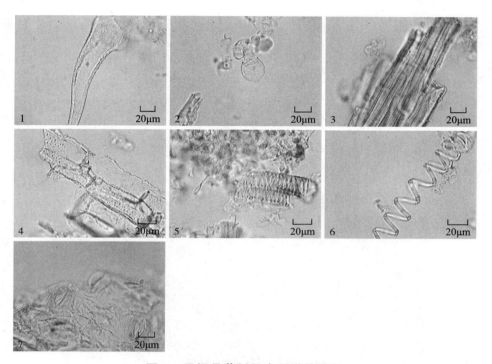

图 3　马缨丹药材粉末显微特征图

1.非腺毛；2.分泌细胞、石细胞；3.纤维；4.具缘纹孔导管；5.网纹导管；

6.螺纹导管；7.表皮细胞及平轴式气孔

【采收加工】夏、秋季采花、叶；根四季可采，晒干。

【化学成分】主要含齐墩果酮酸、马缨丹甲素、马缨丹乙素、马缨丹黄酮苷。

【性味功效】性凉，味辛、苦。清热解毒，祛风止痒。用于痈肿毒疮，湿疹，疥癣，皮炎，跌打损伤等。

蔓荆子
Manjingzi
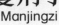

【别名】蔓荆实、荆子、万荆子、蔓青子、蔓荆、白背风、白背草等。

【基源】为唇形科牡荆属植物单叶蔓荆 *Vitex trifolia* L. var. *simplicifolia* Cham. 的干燥成熟果实。

【分布】生于沙滩、海边及湖畔。分布于我国辽宁、安徽、浙江、福建、台湾、广东、海南等地。

【植物形态】落叶灌木或小乔木，高约 3m，有香气。幼枝四方形，密生细柔毛，老枝渐变圆，毛渐脱落。单叶，叶片卵形或倒卵形，全缘，上面绿色，下面白色。圆锥花序顶生；花冠淡紫色，雄蕊 4，子房球形。浆果球形。（图 1）

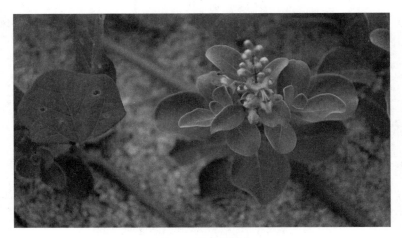

图 1　单叶蔓荆

【药材性状】干燥果实为圆球形，直径 4～6mm。表面灰黑色或黑褐色，被灰白色粉霜，具 4 条纵沟；底部有灰白色薄膜状宿萼及小果柄，密生细柔毛。体轻，质坚韧，不易破碎。气芳香而特异，味淡、微辛。（图 2）

【药材粉末显微特征】粉末黑褐色。外果皮细胞多角形，并有腺毛与非腺毛。

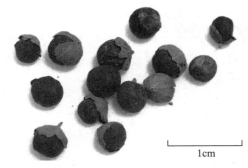

1cm

图 2　蔓荆子药材图

中果皮细胞长圆形或类圆形，油管多破碎，内含分泌物，有淡黄色油滴。内果皮石细胞分枝状或近方形，直径 10 ～ 35μm，胞腔内有的含草酸钙方晶。种皮细胞圆形，直径 40 ～ 70μm，壁有网状纹理，木化；纤维成束排列。（图 3）

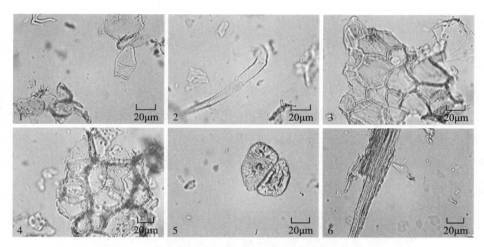

图 3　蔓荆子药材粉末显微特征图

1. 外果皮及腺毛；2. 非腺毛；3. 中果皮细胞（含油室）；4. 内果皮细胞（含草酸钙方晶）；
5. 石细胞；6. 纤维

【采收加工】随着果实边成熟边采摘，先在室内堆放 3 ～ 4 天，然后摊开晒或烘干，筛去枝梗，扬净杂质即成。

【化学成分】果实和叶主要含莰烯和蒎烯的挥发油、微量生物碱和维生素 A；果实中尚含牡荆子黄酮、蔓荆子碱（少量）、脂肪油，其中脂肪油主要成分是肉豆蔻酸、棕榈酸、硬脂酸、棕榈油酸等。

【性味功效】性微寒，味辛、苦。疏散风热，清利头目。用于风热感冒头痛，齿龈肿痛，目赤多泪，目暗不明，头晕目眩。

毛鸡骨草
Maojigucao

【别名】油甘藤、毛相思子、金不换等。

【基源】为豆科相思子属植物毛相思子 *Abrus pulchellus* subsp. *mollis*（Hance）Verdc. 的干燥全草。

【分布】生于山地或旷野灌木林边。分布于海南、广东、广西等地。

【植物形态】多年生披散小灌木。茎细，深红紫色，幼嫩部分密被黄褐色短粗毛。偶数羽状复叶，小叶膜质，几无柄。总状花序腋生；花冠浅紫红色；雄蕊合生成管状，与旗瓣贴连，上部分离；子房近无柄，花柱短。荚果扁平，先端有喙，被黄色短疏毛。种子扁平光滑。（图1）

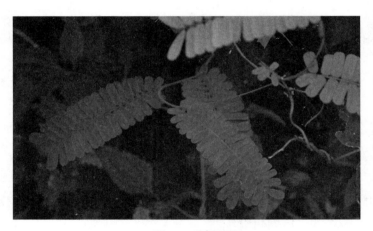

图1　毛相思子

【药材性状】根多为圆锥形，上粗下细，有分枝，表面灰棕色，粗糙，有细纵纹，须根多数，极细小。质地坚脆。茎卷曲，灰棕色至紫褐色，小枝纤细，被短柔毛。羽状复叶的小叶常卷曲破碎，脱落。完整者展平后矩圆形，先端平截，有小突尖，背面被毛，密集。气微香，味微苦。（图2）

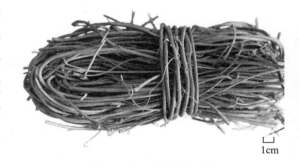

图2　毛鸡骨草药材图

【药材粉末显微特征】粉末灰绿色。非腺毛单细胞，圆锥状弯曲，长160～800μm，直径12～22μm，壁厚3～6μm，壁有疣状突起。晶纤维周围含内含草酸钙方晶，直径5～10μm。石细胞类圆形或类方形，直径15～40μm。纤维成束排列；具缘纹孔导管；表皮细胞较规则，气孔平轴式。（图3）

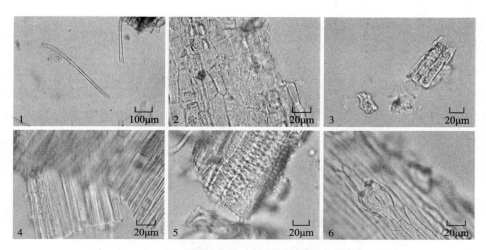

图3 毛鸡骨草药材粉末显微特征图

1.非腺毛；2.草酸钙方晶；3.石细胞；4.纤维；5.具缘纹孔导管；6.平轴式气孔

【采收加工】全年均可采收，取全株，除去荚果及杂质，晒干。

【化学成分】①生物碱类：相思子碱、胆碱。②蒽醌类：大黄醌、大黄素甲醚。③皂苷类：鸡骨草三醇等。④其他成分：相思子皂醇、大豆皂醇、葛根皂醇、槐花二醇等。

【性味功效】性凉，味甘、微苦。清热解毒，舒肝止痛。用于黄疸，胁肋不舒，胃脘胀痛，急、慢性肝炎，乳腺炎等。

墨旱莲
Mohanlian

【别名】金陵草、莲子草等。

【基源】为菊科鳢肠属植物鳢肠 *Eclipta prostrata*（L.）L. 的干燥地上部分。

【分布】世界热带及亚热带地区广泛分布。我国海南等地有分布。

【植物形态】茎直立，高可达 60cm，叶片长圆状披针形，无柄，两面被密硬糙毛。头状花序，总苞球状钟形，外围的雌花，舌状，舌片短，花冠管状，白色，花柱分枝钝，花托凸，托片中部以上有微毛；雌花瘦果三棱形，两性花的瘦果扁四棱形。（图1）

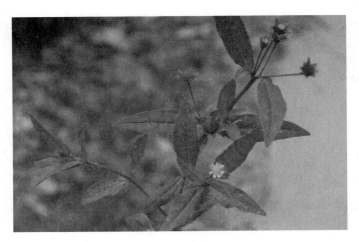

图 1　鳢肠

【药材性状】全体被白色茸毛。茎圆柱形，多分枝，直径 2～7mm，表面灰绿色或紫色，有纵棱，质脆，易折断，断面黄白色，中央白色髓部疏松或中空。叶常卷缩或破碎，墨绿色，完整叶片展平后呈披针形，长 3～10cm，宽 0.5～2.5cm。近全缘，近无柄。有时可见头状花序和瘦果。气微香，味淡、微咸涩。（图2）

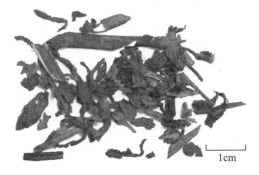

1cm

图 2　墨旱莲药材图

【药材粉末显微特征】粉末绿褐色。表皮细胞壁波状弯曲；气孔不定式，副卫细胞3～4个。非腺毛多，壁厚，长260～800μm，表面壁具明显疣状突起，内常充满黄棕色物。茎表皮细胞含类方形、长条形、多角形菊糖。纤维成束或散在；导管网纹、螺纹多见，直径12.5～70μm。花粉粒类球形，直径15～20μm，常具3个萌发孔，不明显，表面具刺；可见椭圆形单粒和半复粒淀粉粒。（图3）

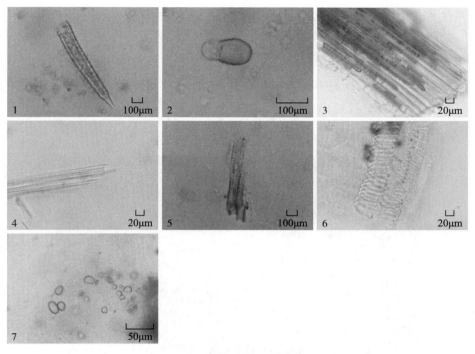

图3 墨旱莲药材粉末显微特征图

1.非腺毛；2.短腺毛；3.茎表皮细胞（含菊糖）；4.纤维；5.网纹导管；
6.螺纹导管；7.淀粉粒

【采收加工】夏、秋季割取全草，洗净泥土，去除杂质，阴干或晒干。鲜用或随采随用。

【化学成分】主要含皂苷、烟碱、鞣质、维生素A、鳢肠素、多种噻吩化合物（如α-三联噻吩基甲醇、乙酸酯等）。

【性味功效】性寒，味甘、酸。滋补肝肾，凉血止血。用于肝肾阴虚，牙齿松动，须发早白，眩晕耳鸣，腰膝酸软，阴虚血热吐血、衄血、尿血，血痢，崩漏下血，外伤出血。

木豆叶
Mudouye

【别名】豆蓉、山豆根、扭豆、三叶豆等。

【来源】为豆科木豆属植物木豆 *Cajanus cajan* （L.）Millsp. 的干燥茎叶。

【分布】生于海拔 300 ～ 1600m 的山坡、砂地、丛林中或林边。分布于我国海南、浙江、福建、台湾、广东、广西、四川、贵州、云南等地。

【植物形态】直立矮灌木，高 1 ～ 3m，全体灰绿色。多分枝，小枝条弱，有纵沟纹，被灰色柔毛。三出复叶，互生；托叶小；叶片卵状披针形，两面均被毛。总状花序腋生，具梗；花蝶形；柱头密被黄色短柔毛。荚果条形，两侧扁压。种子近圆形。（图 1）

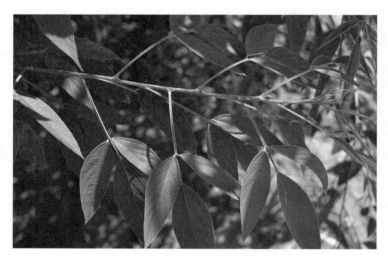

图 1　木豆

【药材性状】小枝有纵沟纹，被灰色短柔毛。干燥小叶常卷缩或半卷缩，完整叶片展平后呈卵状披针形，长 5 ～ 10cm，宽 10 ～ 35mm，全缘；腹面棕褐色；背面黄绿色。两面均有白毛。（图 2）

【药材粉末显微特征】粉末黄绿色。非

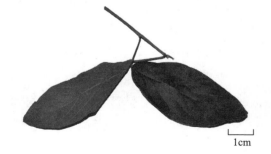

1cm

图 2　木豆叶药材图

腺毛有两类，分枝状或圆锥状，后者由 1 ～ 2 个细胞组成，上部尖。腺毛少见，头部多细胞，柄部细长。草酸钙方晶很多，存在于纤维内，形成晶纤维；网纹导管或具缘纹孔导管，气孔平轴式。（图 3）

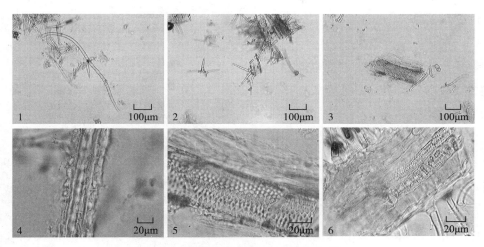

图 3　木豆叶药材粉末显微特征图

1，2. 非腺毛；3. 腺毛碎片；4. 晶纤维；5. 具缘纹孔导管及平轴式气孔；6. 平轴式气孔

【采收加工】生长期均可采集，鲜用。

【化学成分】叶主要含木豆素、木豆内酯、牡荆苷、香草酸、豆甾醇、$\beta-$ 胡萝卜苷、水杨酸、异美五针松双氢黄酮、柚皮素 $-4'$, 7- 二甲醚及 $\beta-$ 香树脂醇等成分。

【性味功效】性平，味淡；有小毒。活血化瘀，消肿止痛，补肾健骨，祛腐生肌。用于瘀血肿痛，股骨头缺血性坏死；还可解痘毒，外治水痘、痈肿等。

木蝴蝶
Muhudie

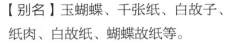

【别名】玉蝴蝶、千张纸、白故子、纸肉、白故纸、蝴蝶故纸等。

【基源】为紫葳科木蝴蝶属植物木蝴蝶 *Oroxylum indicum*（L.）Vent. 的干燥成熟种子。

【分布】分布于我国福建、台湾、广东、海南、广西、四川、云南等地。

【植物形态】直立小乔木，高6～10m，树皮灰褐色。小叶三角状卵形，顶端短渐尖，偏斜，两面无毛，全缘；总状聚伞花序顶生，粗壮，花大、紫红色。蒴果常悬垂于树梢，2瓣开裂，果瓣具有中肋。种子多数，圆形，周翅薄如纸。（图1）

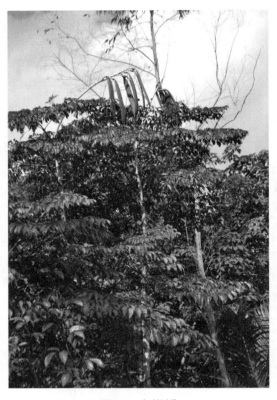

图1　木蝴蝶

【药材性状】种子近似椭圆形，薄片状，长2～3cm，宽1.5～2cm。表面为浅黄白色，具绢丝样光泽。种皮三面向外扩展为宽大的翅，翅宽约3cm，呈膜质半透明状，具较密集放射状纹理，边缘常破裂。体轻，气微，味微苦。（图2）

【药材粉末显微特征】粉末黄白色。种翅细胞长纤维状，壁波状增厚，直径20～40μm。胚乳细胞呈多角形，壁呈念珠状增厚。管腺长条形，壁可见纹孔及梯状或网状增厚纹理。网纹导管。腺体头部圆形，

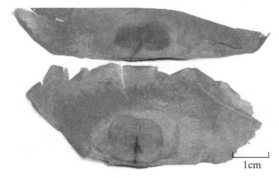

图2　木蝴蝶药材图

1cm

边缘放射状，柄较长。（图3）

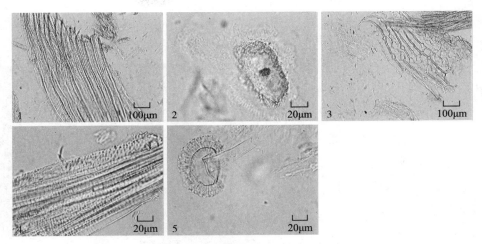

图3　木蝴蝶药材粉末显微特征图

1.种翅细胞长纤维状；2.胚乳细胞；3.管腺；4.网纹导管；5.腺体

【采收加工】秋、冬二季采收成熟果实，暴晒至果实开裂，取出种子，晒干。

【化学成分】主要为黄酮及其苷类、对羟基苯乙醇和环己醇、紫檀碱、挥发油及脂肪酸等物质，以黄酮及其苷类化合物为主。

【性味功效】性凉，味苦、甘。润肺利咽，疏肝和胃，敛疮生肌。用于咽痛喉痹，声音嘶哑，肺燥咳喘，肝胃气痛，疮疡不敛，浸淫疮。

木麻黄
Mumahuang

【别名】木贼叶木麻黄、木贼麻黄。

【基源】为木麻黄科木麻黄属植物木麻黄 *Casuarina equisetifolia* J. R. Forst. & G. Forst. 的幼嫩枝叶或树皮。

【分布】分布于我国海南、广西、广东、福建、台湾等沿海地区。

【植物形态】常绿乔木，高 10～30m。叶鳞片状，淡褐色，常 7 枚紧贴轮生。花单性，雌雄同株或异株；雄花序穗状；球果，直径 1～1.2cm，有短梗，木质的宿存小苞片背面有微柔毛，内有一薄翅小坚果；种子单生，种皮膜质。（图 1）

【药材性状】茎常多分枝，枝圆柱形，红褐色至褐色，节密集；小枝纤细，灰绿色，常柔软下垂，具沟槽及棱，初时具短柔毛，渐变无毛

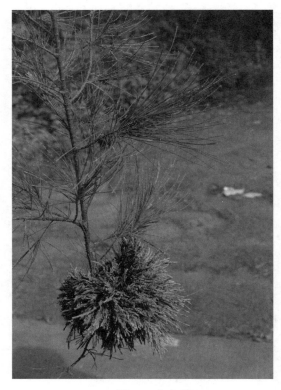

图 1　木麻黄

或仅在沟槽内略有毛。叶鳞片状，淡褐色，常 7 枚紧贴轮生。质脆，易折断。气微，味淡。（图 2）

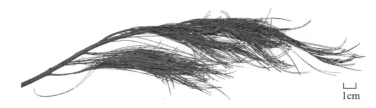

1cm

图 2　木麻黄药材图

【药材粉末显微特征】粉末淡黄绿色。非腺毛众多，具星状分枝毛和单细胞圆锥状毛。腺毛数目较多，其柄多细胞，头部半圆形。草酸钙簇晶和草酸钙方晶数量

较多；螺纹导管常见；纤维常成束排列。表皮细胞壁波状弯曲，气孔平轴式。（图3）

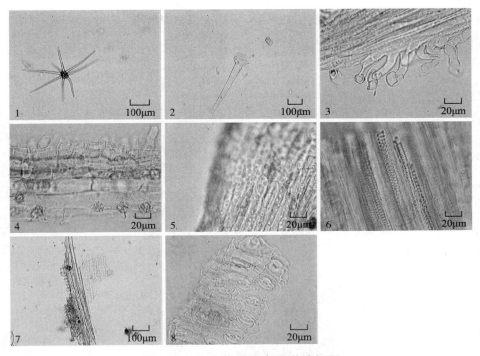

图3 木麻黄药材粉末显微特征图

1，2.非腺毛；3.腺毛；4.草酸钙簇晶；5.草酸钙方晶；6.螺纹导管；7.纤维；
8.表皮细胞及平轴式气孔

【采收加工】全年可采摘嫩枝，或剥取树皮，均鲜用或晒干。

【化学成分】主要含羽扇豆醇、蒲公英赛醇、计曼尼醇、粘霉烯醇、羽扇烯酮、β-香树脂醇、蒲公英赛醇乙酸酯、β-香树脂醇乙酸酯等成分。

【性味功效】性温，味苦、辛。宣肺止咳，行气止痛，温中止泻，利湿。用于感冒发热，咳嗽，疝气，腹痛，泄泻，痢疾，小便不利，脚气肿毒等。

木棉花
Mumianhua

【别名】斑枝花、琼枝等。

【基源】为锦葵科木棉属植物木棉 *Bombax ceiba* L. 的干燥花。

【分布】分布于我国华南、西南及江西、福建、台湾等地。

【植物形态】落叶大乔木，高可达 25m，幼树树干常有粗刺。掌状复叶，小叶 5～7 片，羽状侧脉 15～17 对。托叶小。花先叶开放，单生，常红色；萼内面密被淡黄色短绢毛。花瓣肉质，两面被星状柔毛；外轮雄蕊多数，集成 5 束，每束花丝 10 枚以上，较长。（图1）

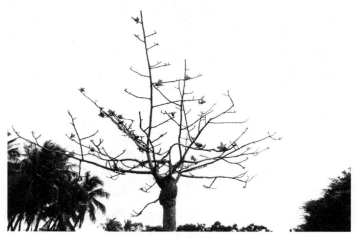

图1 木棉

【药材性状】花常皱缩成团。花萼杯状，厚革质，外表面黑褐色，有纵皱纹，内表面黄棕色，被短绒毛，长 2～4cm，直径 1.5～3cm，顶端 3 或 5 裂。花瓣 5 片，椭圆状倒卵形，长 3～8cm，宽 1.5～3.5cm，外表面浅棕黄色，密被星状毛，内表面紫棕色，有疏毛。雄蕊多数，花丝扭曲。气微，味淡、微甘、涩。（图2）

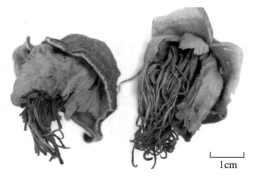

1cm

图2 木棉花药材图

【药材粉末显微特征】粉末淡棕红色。星状非腺毛众多，由多个呈长披针形的细胞组成，柱头 5 裂，为 4～14 分枝，每分枝为一个单细胞，长 135～474μm，胞腔线形，有的胞腔内含棕色物。散有黏液腔及草酸钙簇晶，草酸钙簇晶直径可达 28μm，角短而尖锐。花粉粒类三角形，直径 50～60μm，表面有网状纹理，具3个萌发孔。螺纹导管和网纹导管，直径9～15μm。表皮细胞呈多角形。薄壁细胞多角形，可见较多纤维。（图3）

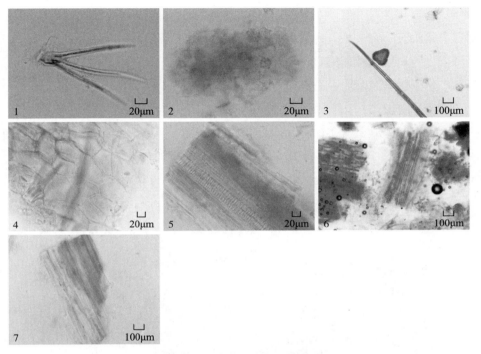

图3　木棉花药材粉末显微特征图

1.非腺毛；2.草酸钙簇晶；3.花粉粒及多细胞非腺毛；4.薄壁细胞；5.网纹导管；
6.螺纹导管；7.纤维

【采收加工】春季采收盛开花朵，晒干或烘干。

【化学成分】花萼含氨基酸类：丙氨酸、缬氨酸、异亮氨酸、亮氨酸等。还含有类胡萝卜素、$\beta-$谷甾醇、$\alpha-$生育酚、木糖等成分。

【性味功效】性凉，味甘、淡。清热，利湿，解毒，止血。用于泄泻，痢疾，咳血，吐血，血崩，金疮出血，疮毒，湿疹。

牛大力
Niudali

【别名】猪脚笠、金钟根、山莲藕、倒吊金钟、大力薯等。

【基源】为豆科崖豆藤属植物美丽崖豆藤 *Millettia speciosa* Champ. 的干燥根。

【分布】生于山坡草丛中。分布于我国海南、广西、广东、福建、台湾、湖北、湖南、贵州、江西。

【植物形态】攀缘灌木，长1～3m。根系向下直伸，长达1m。叶互生，奇数羽状复叶，托叶宿存。小叶7～17片，具短柄。叶片长椭圆形，上面无毛，下面被柔毛或无毛。花两性，短总状花序。萼5裂，披针形。花冠略长于萼，粉红色。雄蕊10，两体。雌蕊1，子房上位。荚果含2枚圆形种子。（图1）

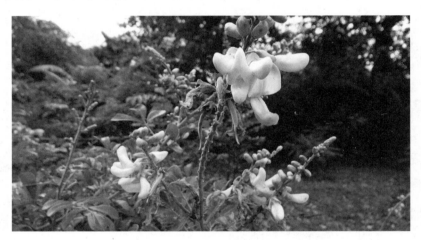

图1　美丽崖豆藤

【药材性状】块根圆柱状或多个纺锤状体成串排列，浅黄色，略粗糙，有环纹。商品常切成短块片。横切面皮部近白色，其内侧棕色环纹不显著，中间部分近白色，粉性，略疏松。老根近木质，坚韧，嫩根质脆，易折断。气微，味微甜。（图2）

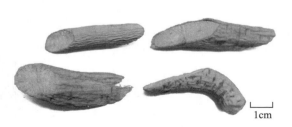

1cm

图2　牛大力药材图

【药材粉末显微特征】粉末灰黄色。纤维常成束，黄色或近无色，呈长棱形，末端钝圆或稍尖，直径

13 ～ 34μm。石细胞单个或几个排列；类圆形，壁厚，直径 30 ～ 40μm。网纹导管、具缘纹孔导管，直径 30 ～ 50μm。淀粉粒单粒类圆形，直径 12 ～ 20μm，脐点点状、人字形；复粒由 2 ～ 6 粒组成。偶见红棕色大小不一的棕色块。（图 3）

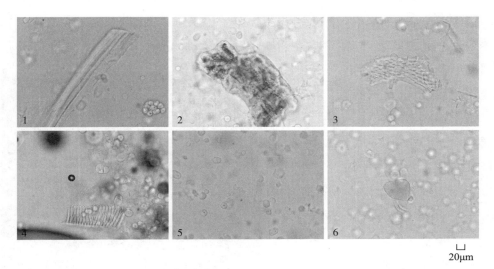

20μm

图 3　牛大力药材粉末显微特征图

1. 纤维；2. 石细胞；3. 具缘纹孔导管；4. 网纹导管和淀粉粒；5. 淀粉粒；6. 棕色块

【采收加工】全年可采收，以秋季挖的根为佳。洗净，切片晒干或先蒸熟再晒。

【化学成分】①黄酮类：5, 7, 3', 4'– 四羟基 –6, 8– 双异戊烯基异黄酮、千斤拔素 D、羽扇豆醇、β– 谷甾醇等。②多糖类：鼠李糖、岩藻糖、葡萄糖和半乳糖等。

【性味功效】性平，味甘。补肺滋肾，舒筋活络。用于肺虚咳嗽，咳血，肾虚腰膝酸痛，遗精，白带，风湿痹痛，跌打损伤。

扭肚藤
Niuduteng

【别名】白花茶、假素馨、青藤仔花等。

【基源】为木樨科素馨属植物扭肚藤 *Jasminum elongatum*（Bergius）Willd. 的嫩茎及叶。

【分布】分布于我国海南、广西、云南、广东等地。

【植物形态】攀缘灌木，高 1～7m。叶对生，单叶，叶片纸质，多种形态；叶柄长 2～5mm。聚伞花序密集，顶生或腋生，常着生于侧枝顶端，有花多朵；花冠白色，高脚碟状。果长圆形或卵圆形，呈黑色。（图1）

【药材性状】类圆柱形茎常扭曲成团，或切段，直径 1～5mm；幼枝黑褐色，节部稍膨大；质坚实，断面粗糙，木部白色，中央具显著髓部或空洞。对生叶常脱落，卷曲皱缩，展平后为卵状披针形，先端短尖，基部略呈心形，腹面黑褐色，背面脉上有柔毛，叶柄短，长约5mm。质脆易碎。气微香，味微涩。（图2）

【药材粉末显微特征】粉末黄绿色。多细胞非腺毛较多，圆锥形，有的先端弯曲。腺鳞由8个近椭圆形细胞组成，腺柄单细胞，内含深黄色分泌物，长 26～31μm。草酸钙簇

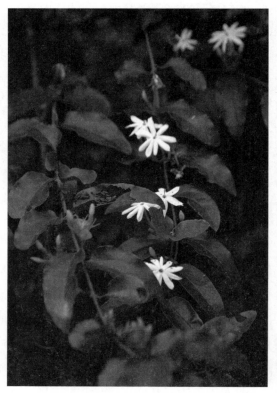

图1　扭肚藤

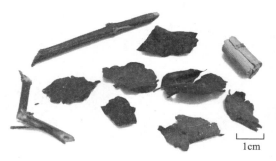

1cm

图2　扭肚藤药材图

晶较多，棱角较尖，直径 5～13μm；草酸钙方晶呈方形，直径 5.2～8.0μm。石细胞单个或多个相聚，形状各异，孔沟或层纹明显。纤维单个或成束分布。表皮细胞多角形，细胞垂周壁念珠状增厚明显；气孔不定式，副卫细胞 3～6 个。（图 3）

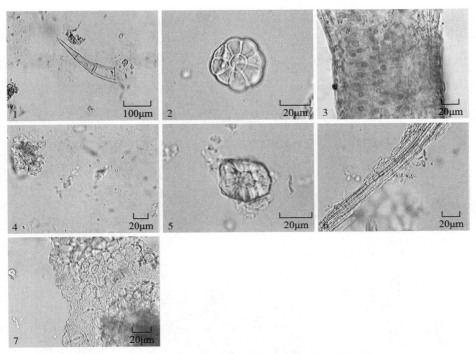

图 3　扭肚藤药材粉末显微特征图

1. 非腺毛；2. 腺鳞；3. 草酸钙簇晶；4. 草酸钙方晶；5. 石细胞；6. 纤维；
7. 表皮细胞及不定式气孔

【采收加工】夏季采收，洗净切段，晒干备用。

【化学成分】主要含原儿茶酸、咖啡酸、水杨酸、阿魏酸、咖啡因、东莨菪内酯等成分。

【性味功效】性凉，味微苦。清热解毒，利湿消滞。用于湿热腹痛，四肢麻痹肿痛，急性胃肠炎，痢疾，消化不良，急性结膜炎，瘰疬，疥疮等。

糯米团
Nuomituan

【别名】糯米草、糯米藤、糯米条、红石藤等。

【基源】为荨麻科糯米团属植物糯米团 *Gonostegia hirta*（Bl.）Miq. 的全草。

【分布】分布于我国华南地区至陕西南部及河南南部、西藏东南部、云南等地。

【植物形态】多年生草本，有时茎基部变木质；茎蔓生、铺地或渐升，上部四棱形，有短柔毛。叶对生；叶片草质或纸质，宽披针形；花常两性，有时单性，雌雄异株，瘦果卵球形，长约 1.5mm，白色或黑色，有光泽。（图1）

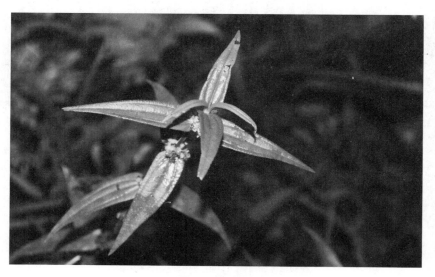

图1 糯米团

【药材性状】茎常分枝，黄褐色，被细柔毛。单叶常卷曲破碎，具短柄，完整叶展平后为椭圆状披针形，先端渐尖，全缘，基出脉3条。腹面淡黑色，背面暗绿色，粗糙有毛。气微、味淡。（图2）

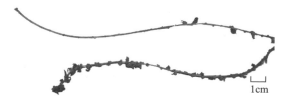

1cm

图2 糯米团药材图

【**药材粉末显微特征**】粉末淡棕黄色。表皮细胞长方形，垂周壁连珠状增厚。木栓细胞近方形，细胞壁增厚，棕黄色。非腺毛圆锥状，壁上有疣状突起；腺鳞圆形。草酸钙簇晶在纤维中成行排列，棱角锐尖。纤维单一或成束排列，细长，壁极厚。导管主要为网纹导管，直径 20 ～ 80μm；棕色团块散在。（图 3）

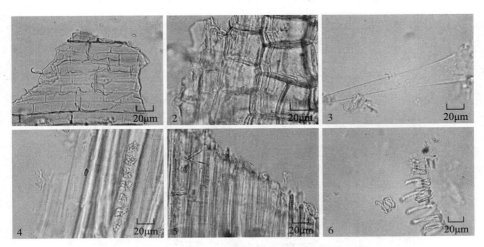

图3　糯米团药材粉末显微特征图

1. 表皮细胞；2. 木栓细胞；3. 非腺毛和腺鳞；4. 草酸钙簇晶；5. 纤维；6. 网纹导管

【**采收加工**】全年均可采收，鲜用或晒干。

【**化学成分**】主要含黄酮类（异鼠李素、山柰酚、槲皮素等）、β- 谷甾醇、β- 胡萝卜苷、蔗糖、齐墩果酸等。

【**性味功效**】性凉，味甘、微苦。清热解毒，健脾，止血。用于乳痈，肿毒，痢疾，食积，痛经，带下，跌打损伤，咳血，吐血，外伤出血等。

胖大海
Pangdahai

【别名】安南子、大洞果、胡大海、大发等。

【基源】为梧桐科苹婆属植物胖大海 *Sterculia lychnophora* Hance 的干燥成熟种子。

【分布】主要分布于印度、越南、马来西亚等。在我国海南亦有引种栽培。

【植物形态】落叶乔木。叶片为革质，椭圆状披针形。圆锥花序顶生或腋生，花萼为钟状，深裂。种子为椭圆形至倒卵形，深褐色。（图1）

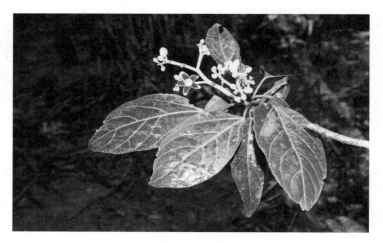

图1　胖大海

【药材性状】干燥种子纺锤形或椭圆形，长2～3cm，直径1～1.5cm。先端钝圆，基部歪，略尖，具浅色的圆形种脐。表面棕色或暗棕色，微有光泽，具不规则的干缩皱纹。气微，味淡，嚼之有黏性。（图2）

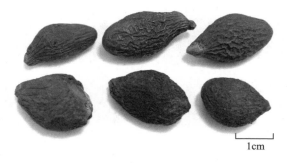

1cm

图2　胖大海药材图

【**药材粉末显微特征**】粉末淡棕色。非腺毛较少，完整者呈星状，直径220～260μm，4～13分枝，含棕色物；腺毛头部扇形、钝椭圆形或腺鳞状，直径45～92μm，含棕色物。种皮薄壁细胞不规则形，具单纹孔，含淡棕色物，胞间隙较大。网纹导管；石细胞数量丰富，形态不一。可见胚乳细胞。（图3）

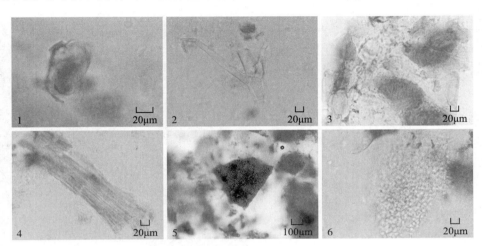

图3　胖大海药材粉末显微特征图

1. 腺鳞；2. 分枝状非腺毛；3. 种皮薄壁细胞；4. 网纹导管；5. 石细胞；6. 胚乳细胞

【**采收加工**】夏季由开裂的果实上采收成熟的种子，晒干。

【**化学成分**】主要含半乳糖醛酸、阿拉伯糖、半乳糖乙酸、半乳糖、胖大海素、西黄蓍胶粘素、戊聚糖、黏液质及收敛性物质。

【**性味功效**】性寒，味甘。清热润肺，利咽开音，润肠通便。用于肺热声哑，干咳无痰，咽喉干痛，热结便闭，头痛目赤。

破布叶
Pobuye

【别名】布渣叶、薢宝叶等。

【基源】为锦葵科破布叶属植物破布叶 *Microcos paniculata* L. 的干燥叶。

【分布】主要分布于我国广东、广西、海南、云南等地。

【植物形态】灌木或小乔木，高3～12m，树皮粗糙；嫩枝有毛。叶薄革质，卵状长圆形；叶柄长1～1.5cm。顶生圆锥花序，核果近球形或倒卵形，长约1cm；果柄短。（图1）

【药材性状】叶常皱缩，易碎。完整叶展平后为卵状长圆形，长8～18cm，宽4～8cm，黄绿色，先端渐尖，基部钝圆，边缘具细齿。基出脉3条。叶柄长7～12mm。叶脉及叶柄有毛茸。叶纸质，气微，味淡、微涩。（图2）

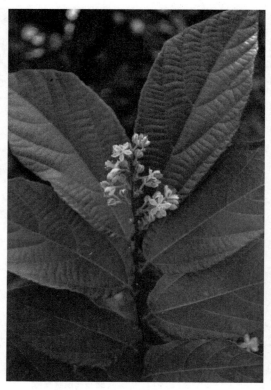

图1　破布叶

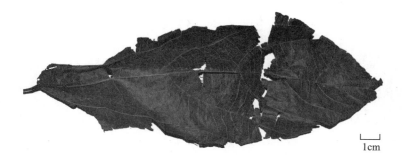

图2　破布叶药材图

【药材粉末显微特征】粉末淡黄绿色。表皮细胞类多角形或类圆形，垂周壁波状弯曲；气孔平轴式。非腺毛有两种：1种非腺毛多由细胞节状组成，圆锥状；另一种为星状毛分枝。腺毛头部多细胞，柄单细胞。草酸钙簇晶棱角锐尖，直径5～20μm；分泌细胞类圆形，含黄棕色分泌物；草酸钙方晶多见，方形或棱形。纤维成束排列，细长，壁稍厚；网纹导管。（图3）

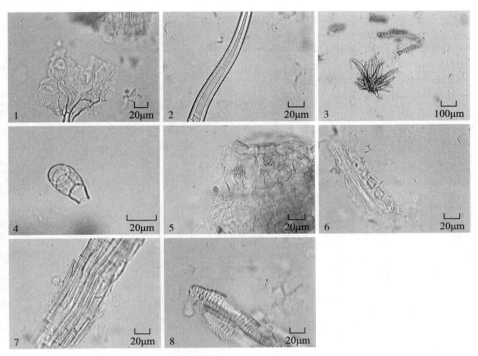

图3 破布叶药材粉末显微特征图

1.表皮细胞及平轴式气孔；2，3.非腺毛；4.腺毛；5.草酸钙簇晶及分泌细胞；
6.草酸钙方晶；7.纤维；8.网纹导管

【采收加工】夏、秋季采收带幼枝的叶，晒干。

【化学成分】主要含2-甲氧基-4-乙烯基苯酚、二十八烷、十六烷酸、二十五烷、二十七烷等。

【性味功效】性平，味酸、淡。清热利湿、健胃消滞。用于感冒发热，黄疸，食欲不振，消化不良，脘腹胀痛，泄泻，疮疡，蜈蚣咬伤等。

青葙子
Qingxiangzi

【别名】牛尾花子、狗尾巴子、野鸡冠花子。

【基源】为苋科青葙属植物青葙 Celosia argentea Linn. 的干燥成熟种子。

【分布】全国大部分地区均有野生或栽培。

【植物形态】一年生草本，高 30～90cm。全株无毛。茎直立。单叶互生；叶片纸质，披针形，全缘。花着生甚密，穗状花序单生于茎顶，花被片白色或粉红色，披针形。胞果盖裂。种子扁圆形，黑色，光亮。（图 1）

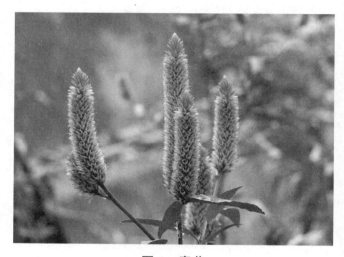

图 1　青葙

【药材性状】干燥种子为扁圆形，中心较边缘稍厚，直径 1～1.6mm，厚约 0.5mm。表面较平滑，黑色，有光泽，一侧有凹陷的脐点。有的种子表面多处凹陷。种皮薄而脆，易破碎，内面白色。气微臭，无味。（图 2）

【药材粉末显微特征】粉末黑灰色。非腺毛多细胞组成，圆锥状。种皮表皮细胞暗棕红色。断面观类方形，径向 27～56μm，具垂直或稍斜向的条状增厚，弯曲。种皮内表皮细胞多角形，具细密平行的角质纹理。色素层细胞深红色，细胞近长方形；另可见草酸钙方晶及胚乳细胞。（图 3）

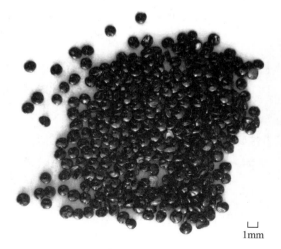

1mm

图 2　青葙子药材图

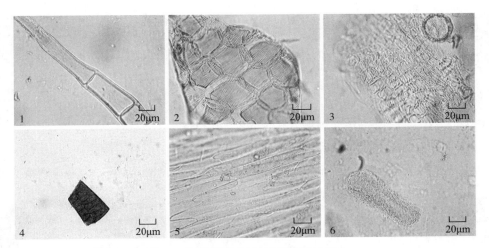

图3 青葙子药材粉末显微特征图

1.非腺毛；2.种皮表皮细胞；3.种皮内表皮细胞；4.色素层；
5.草酸钙晶纤维；6.胚乳细胞

【采收加工】7～9月种子成熟，割取地上部分或摘取果穗晒干，搓出种子，过筛或簸净果壳等杂质即可。

【化学成分】主要含有三萜皂苷类、生物碱类、多肽类、氨基酸类、脂肪油类等。其中，生物碱类有百部碱、钩枝藤碱、甜菜红碱；甾醇类化合物有豆甾醇、β-谷甾醇以及胡萝卜苷。

【性味功效】性微寒，味苦。清肝泻火，明目退翳。用于肝热目赤，目生翳膜，视物昏花，肝火眩晕。

全蝎
Quanxie

【别名】全虫、蝎子等。

【基源】为钳蝎科动物东亚钳蝎 *Buthus martensii* Karsch 的干燥体。

【分布】现在人工养殖广泛。

【动物形态】雌蝎约长 5.2cm，雄蝎约长 4.8cm。尾略长于躯干。全身全表面为高度几丁质化的硬皮。身体一般可分为 3 部分，即头胸部、前腹部和后腹部。头胸部和前腹部合在一起，呈扁平长椭圆形；躯干的背面、尾的第 5 节和毒针的末部呈灰褐色或紫褐色，身体的余部（包括附肢）均呈黄橙色。（图 1）

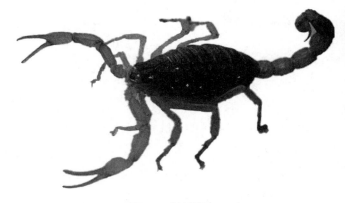

图 1　东亚钳蝎

【药材性状】头胸部与前腹部呈扁平长椭圆形，后腹部呈尾状，皱缩弯曲。头胸部呈绿褐色，前面有 1 对短小的螯肢及 1 对较长大的钳状脚须，形似蟹螯，背面覆有梯形背甲，腹面有足 4 对，均为 7 节，末端均具 2 爪钩；前腹部由 7 节组成，第 7 节色深，背甲上有 5 条隆脊线。背面绿褐色，后腹部棕黄色，6 节，节上均有纵沟，末节有锐钩状毒刺，毒刺下方无距。气微腥，味咸。（图 2）

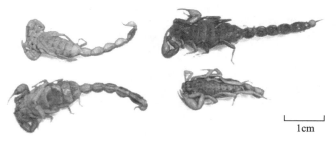

1cm

图 2　全蝎药材图

【药材粉末显微特征】粉末黄棕色。体壁（几丁质外骨骼）碎片棕黄色或黄绿色，有光泽。外表皮表面观呈多角形网格样纹理，排列总体整齐，表面密布细小颗粒，可见毛窝、细小圆孔口及瘤状突起。刚毛常于基部断离或脱落，先端锐尖或钝圆，色淡；横纹肌纤维较多，近无色或淡黄色，多碎断，由明带和暗带组成，暗带有致密的短纵纹理；脂肪油滴多，无色或淡黄色；可见未骨化外表皮。（图3）

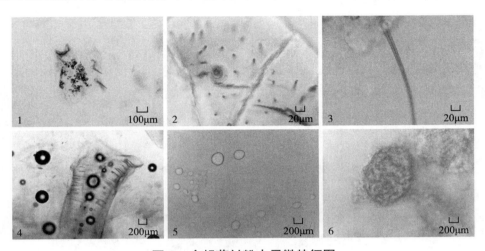

图3 全蝎药材粉末显微特征图

1.体壁碎片；2.体壁碎片外表面观；3.刚毛；4.横纹肌纤维；
5.脂肪油滴；6.未骨化外表皮

【采收加工】春末至秋初捕捉，除去泥沙，置沸水或沸盐水中，煮至全身僵硬，捞出，置通风处，阴干。

【化学成分】主要活性成分为蝎毒、甾体衍生物、生物碱等。甾体衍生物有强心苷类和胆甾醇及其类似物；生物碱有葫芦巴碱。

【性味功效】性平，味辛；有毒。祛风止痉，通络止痛，攻毒散结。用于小儿惊风，抽搐痉挛，中风口㖞，半身不遂，破伤风，风湿顽痹，偏正头痛，牙痛，耳聋，痈肿疮毒，瘰疬痰核，蛇咬伤，烧伤，风疹，顽癣。

榕树须
Rongshuxu

【别名】半天吊、榕根须、吊风根、榕树吊须、乌松、倒吊松根等。

【基源】为桑科榕属植物榕树 *Ficus microcarpa* L. f. 的干燥或新鲜气生根。

【分布】主要分布于我国海南、浙江、福建、广东、广西、湖北、贵州、云南、台湾等地。

【植物形态】乔木，高达25m，老树常具锈褐色气根。叶薄革质，窄椭圆形全缘，细脉不明显，侧脉3～10对；叶柄长0.5～1cm，无毛，托叶披针形，长约8mm；果熟时黄色或微红色，扁球形，径6～8mm，无总柄，基生苞片宿存。（图1）

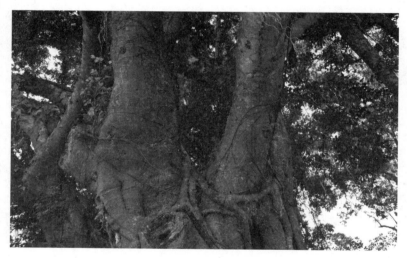

图1　榕树

【药材性状】干燥气生根呈长条状扭曲，基部较粗，直径3～7mm，末端渐细，多分枝。表面红褐色，外皮常纵裂，有时剥落，灰白色皮孔圆点状。质韧，皮部不易折断，断面木质部棕色。气微，味苦、涩。（图2）

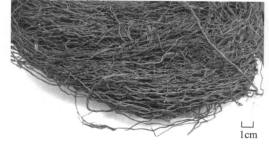

图2　榕树须药材图

【药材粉末显微特征】粉末黄棕色。纤维淡黄色透明，表面光滑，直径19.8～109.9μm。石细胞无色或淡黄色，单个或成群散在，呈多种形态：包括方形、类方形或不规则形，纹孔明显，壁厚，直径20～60μm。螺纹导管众多，可见具缘纹孔导管；木栓细胞表面观呈多角形，排列整齐，红棕色，垂周壁较弯曲。（图3）

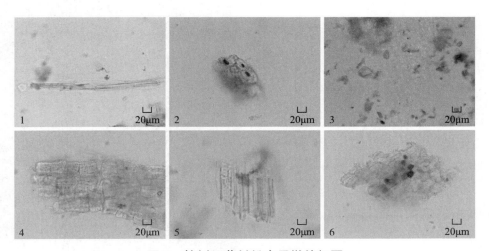

图3　榕树须药材粉末显微特征图

1. 纤维束；2，3，4. 石细胞；5. 螺纹导管；6. 木栓细胞

【采收加工】全年均可采收，割下气生根，扎成小把，鲜用或晒干。

【化学成分】主要含 α- 香树脂醇乙酸酯、羽扇豆醇乙酸酯、木栓酮、木栓醇、正三十五烷醇、白桦脂酸、β- 谷甾醇等。

【性味功效】性平，味苦。散风热，祛风湿，活血止痛。用于流行性感冒，麻疹不透，扁桃体炎，风湿骨痛，痧气腹痛，久痢，胃痛，湿疹，跌打损伤。

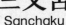

三叉苦
Sanchaku

【别名】三丫苦、三叉虎、斑鸠花、小黄散等。

【基源】为芸香科蜜茱萸属植物三桠苦 *Melicope pteleifolia*（Champ. ex Benth.）T. G. Hartley 的干燥茎、叶。

【分布】分布于我国南部各省区。

【植物形态】灌木或小乔木，高2～8m；全株味苦。3小叶复叶对生；小叶片纸质，长6～12cm，宽2～6cm，有腺点。伞房状圆锥花序腋生；花单性，4数；花瓣有腺点；蓇葖果2～3，外果皮暗黄褐色，半透明，有腺点。（图1）

【药材性状】老茎圆柱状，嫩枝方形，直径1.5～3cm，多绿灰色，有纵纹。质硬而脆，易折断，断面黄白色。小叶片皱缩或破碎，完整小叶片展平后长圆披针形，长6～15cm，腹面褐绿色，

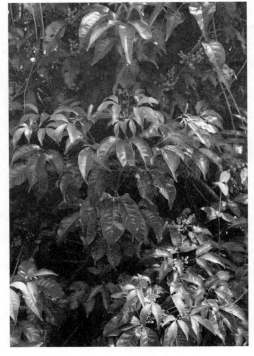

图1　三桠苦

背面色浅，两面光滑无毛，对光透视有透明腺点。气微香，味极苦。（图2）

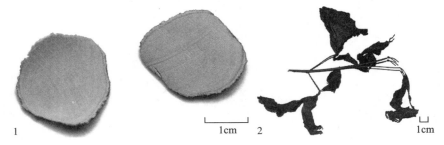

图2　三叉苦药材图

1.茎横切面；2.叶片

【**药材粉末显微特征**】粉末淡黄色。木栓细胞表面观类多角形，直径约 10μm，有的含棕色物。木纤维成束，比较薄；韧皮纤维成束或散在，多断碎，淡黄色，直径约 12 ～ 25μm。石细胞成群或散在，类方形或不规则形；具缘纹孔导管和网纹导管。淀粉粒单粒、复粒和半复粒，脐点人字形；草酸钙方晶，可见非腺毛。（图 3）

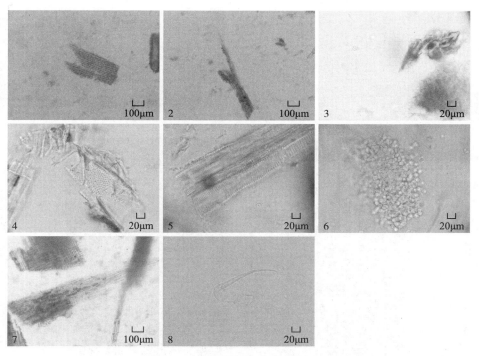

图 3　三叉苦药材粉末显微特征图

1. 木栓细胞；2. 纤维束；3. 石细胞；4. 具缘纹孔导管；5. 网纹导管；6. 淀粉粒；
7. 草酸钙方晶；8. 非腺毛

【**采收加工**】秋、冬季采收，干燥。

【**化学成分**】主要含吴茱萸春碱、香草木宁碱、白鲜碱、β- 谷甾醇、7- 氧基 -β- 谷甾醇、蜡酸、芒柄花素、大豆苷元、汉黄芩素、对羟基桂皮酸等。

【**性味功效**】性寒，味苦。清热解毒，祛风除湿，消肿止痛。用于感冒发热，流行性乙型脑炎，胃痛，咽喉肿痛，肺热咳嗽，风湿痹痛，跌打损伤，湿疹，疮疖肿毒及蛇虫咬伤等。

伞房花耳草
Sanfanghuaercao

【别名】水线草。

【基源】为茜草科耳草属植物伞房花耳草 *Hedyotis corymbosa*（Linn.）Lam. 的干燥地上部分。

【分布】分布于我国华东、华南、华中、西南等地区。

【植物形态】一年生柔弱披散草本，茎和枝方柱形，分枝多。叶对生，近无柄，膜质，线形。花序腋生，伞房花序式排列，有花 2～4 朵，花冠白色或粉红色，管形。蒴果膜质，球形；种子每室 10 粒以上，有棱，种皮平滑，干后深褐色。（图 1）

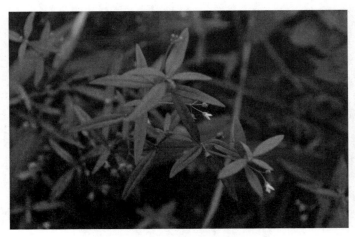

图 1　伞房花耳草

【药材性状】分枝多，根圆柱形，弯曲，直径约 1mm，须根纤细。茎具棱，棕黄色。叶对生，近无柄，常卷曲破碎，完整叶展平后呈线状披针形，长 1～2cm，宽 1～3mm，黑绿色；托叶膜质合生。伞房式聚伞花序腋生，有花 2～4 朵。可见膜质球形蒴果。质脆。气微，味淡。（图 2）

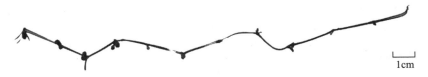

1cm

图 2　伞房花耳草药材图

【药材粉末显微特征】粉末浅灰色。表皮细胞近长方形，垂周壁波状弯曲，直径60～83μm；气孔平轴式。非腺毛星状分枝，弯曲。果隔膜细胞呈条形，镶嵌状排列；螺纹导管为主。偶见草酸钙簇晶；草酸钙针晶束长至120μm；有时可见草酸钙方晶。花粉粒圆形，三个萌发孔，直径约22μm，表面无细网状雕纹。（图3）

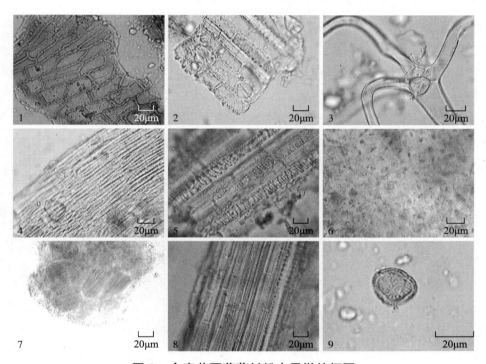

图3　伞房花耳草药材粉末显微特征图

1.上表皮碎片波状弯曲；2.平轴式气孔；3.非腺毛；4.果隔膜细胞；5.螺纹导管；
6.草酸钙簇晶；7.草酸钙针晶束；8.草酸钙方晶；9.花粉粒

【采收加工】果实成熟时，齐地面割取地上部分，收割后去掉杂质和泥土，晒至半干时扎成小把，然后继续晾晒至全干。

【化学成分】含三萜类（熊果酸、齐墩果酸）、甾醇类（β-谷甾醇、γ-谷甾醇、豆甾醇）、黄酮类、脂肪酸类（硬脂酸、棕榈酸、油酸、亚麻酸）等，并含伞房花耳草素。

【性味功效】性凉，味甘、淡。清热解毒，利尿消肿，活血止痛。用于阑尾炎，泌尿系统感染，支气管炎，扁桃体炎，跌打损伤；外用于疮疖痈肿，毒蛇咬伤。

桑寄生
Sangjisheng

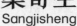

【别名】广寄生、桑上寄生、寄生、寓木、寄生草等。

【基源】为桑寄生科钝果寄生属植物桑寄生 *Taxillus sutchuenensis*（Lecomte）Danser 的干燥带叶茎枝。

【分布】生于海拔 20～400m 的平原或低山常绿阔叶林中，寄生于桑树、桃树、李树、龙眼、荔枝等多种植物上。分布于我国华南、西南、西北、华东等地区。

【植物形态】灌木，高 0.5～1m；嫩枝、叶密被褐色或红褐色星状毛。叶近对生或互生，革质；叶柄无毛。总状花序，1～3 个生于小枝已落叶腋部或叶腋，果椭圆状，两端均圆钝，果皮具颗粒状体，被疏毛。（图1）

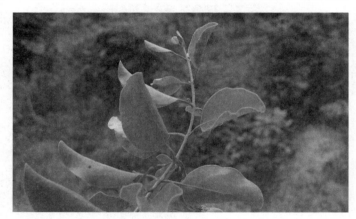

图1 桑寄生

【药材性状】茎圆柱形，直径 0.4～1cm；周皮红褐色或灰褐色，具多数棕色点状皮孔；质坚硬，断面木质部黄白色，中心有棕色髓部，具放射状纹理。叶革质，薄而脆，常破碎，完整叶展平后为卵形或长卵形，全缘，长 3～7cm，宽 2～4.5cm，成熟叶两面无毛，幼嫩枝叶被褐色星状毛。气无，味淡，微涩。（图2）

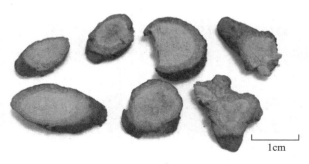

图2 桑寄生药材图

【药材粉末显微特征】粉末淡黄棕色。表皮细胞近长方形，气孔平轴式。非腺毛呈星状分枝，叠加，圆锥状弯曲，黄色。草酸钙方晶和簇晶散在，后者类圆形。螺纹和网纹导管。纤维成束，较长，直径约 17μm，两端锐尖，胞腔较窄。

石细胞甚多，呈类方形、类圆形或三角形等，层纹明显，胞腔狭窄，内含棕色物质。（图3）

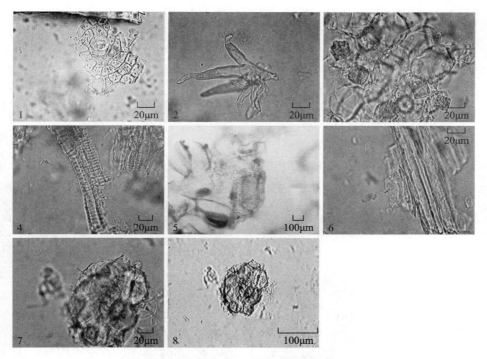

图3　桑寄生药材粉末显微特征图

1. 气孔；2. 非腺毛；3. 草酸钙方晶和簇晶；4. 螺纹导管；5. 网纹导管；
6. 纤维；7，8. 石细胞

【采收加工】冬季至次春采割，除去粗茎，切段，干燥，或蒸后干燥。

【化学成分】①黄酮类：芦丁、异槲皮苷、槲皮素、槲皮苷等。②磷脂类：磷脂酸、磷脂酰胆碱、磷脂酰乙醇胺等。③挥发油：甲氧基肉桂酸乙酯、香豆素、十五烷、反式薄荷酮等。④其他类：右旋儿茶酚、凝集素、多糖等高分子化合物等。

【性味功效】性平，味苦、甘。补肝肾，强筋骨，除风湿，通经络，益血，安胎。用于腰膝酸痛，筋骨痿弱，半身不遂，脚气病，风寒湿痹，胎漏血崩，产后乳汁不下等。

桑叶
Sangye

【别名】铁扇子、家桑叶、枯桑叶、荆桑叶、桑椹树叶。

【基源】为桑科桑属植物桑 *Morus alba* L. 的干燥叶。

【分布】我国各地广泛种植桑树，尤以长江中下游及四川盆地桑区为多。

【植物形态】落叶灌木或小乔木，高 3～15m。叶互生，叶卵形或广卵形。花单性，腋生或生于芽鳞腋内。聚花果卵状椭圆形，长 1～2.5cm，成熟时红色或暗紫色。（图 1）

【药材性状】常皱缩、破碎。完整叶片展平后为卵形或宽卵形，长 8～15cm，宽 7～13cm；边缘有锯齿或钝锯齿，有柄。腹面黄绿色或浅黄棕色，有的有小疣状突起；背面颜色稍浅，叶脉突出，脉上被疏毛。质脆，摸之粗糙。气微，味淡、微苦涩。（图 2）

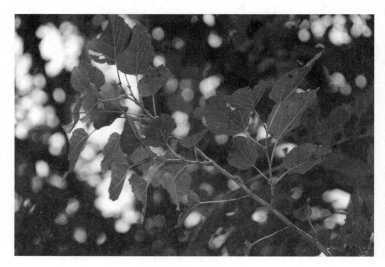

图 1　桑

【药材粉末显微特征】粉末黄绿色。叶上表皮可见含钟乳体的大形晶细胞，钟乳体直径 47～77μm；下表皮气孔不定式，副卫细胞 4～6 个。非腺毛星状分枝，单细胞，长 35～50μm。腺毛头部类圆形，2～4 个细胞，柄单细胞。螺纹导管，直径 20～45μm。纤维单一或成束排

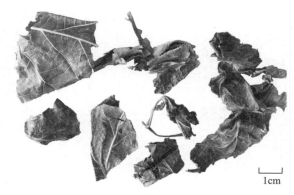

图 2　桑叶药材图

列；偶见草酸钙方晶。（图3）

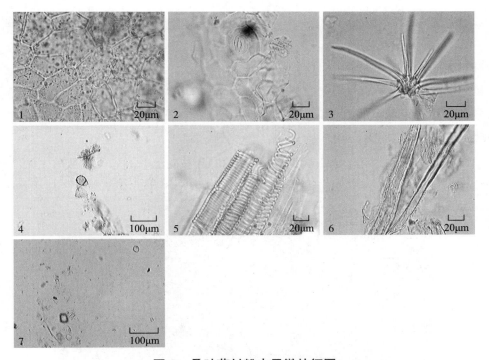

图3　桑叶药材粉末显微特征图

1. 表皮碎片、钟乳体；2. 不定式气孔；3. 非腺毛；4. 腺毛；5. 螺纹导管；
6. 纤维；7. 草酸钙方晶

【采收加工】冬季落霜后采集加工。一般认为霜后采者质佳。

【化学成分】①黄酮类：芦丁、槲皮素、异槲皮苷、槲皮素 –3– 三葡糖苷等。②生物碱类：1– 脱氧野尻霉素、去甲莨菪碱等。③甾醇类：β– 谷甾醇、豆甾醇、菜油甾醇等。④其他成分：γ– 氨基丁酸、桑叶多糖。

【性味功效】性寒，味甘、苦。疏散风热，清肺润燥，清肝明目。用于风热感冒，肺热燥咳，头晕头痛，目赤昏花。

山黄皮
Shanhuangpi

【别名】鸡母黄、大棵等。

【基源】为芸香科黄皮属植物假黄皮 *Clausena excavata* Burm. f. 的干燥根或叶。

【分布】生于平地至海拔 1000m 山坡灌丛或疏林中。分布于我国云南、广东、广西、海南、台湾等地。

【植物形态】灌木，高 1 ~ 2m。小枝及叶轴均密被向上弯的短柔毛且散生微凸起的油点。叶有小叶 21 ~ 27 片，花序邻近的有时仅 15 片。花序顶生；苞片对生，细小；花瓣白或淡黄白色。果椭圆形，有种子 1 ~ 2 颗。（图 1）

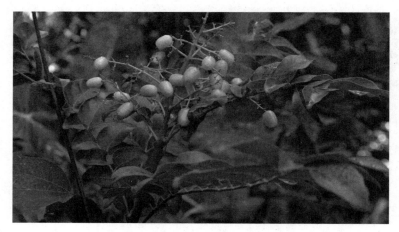

图 1　假黄皮

【药材性状】根圆柱形，淡黄色，直径 0.8 ~ 2cm。叶皱缩，完整叶展平后斜卵形，斜披针形或斜四边形，长 2 ~ 9cm，宽 1 ~ 3cm，腹面黄绿色，背面浅绿色。小叶很不对称，边缘波浪状，两面被毛或无毛，中脉在上方明显隆起叶对光透视有白色小点。气微香，味微辛。（图 2）

【药材粉末显微特征】粉末黄绿色。叶

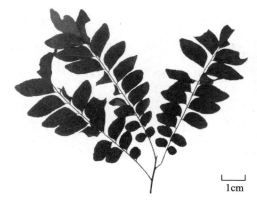

图 2　山黄皮药材图

气孔平轴式，表皮细胞垂周壁较平滑。叶表面非腺毛分单细胞毛和多细胞毛两种；可见草酸钙簇晶和草酸钙方晶（10～25μm）；网纹导管和螺纹导管常见，纤维成束排列。（图3）

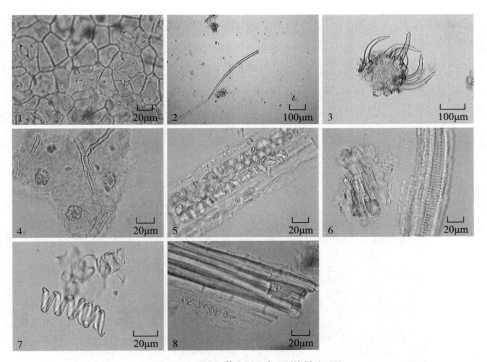

图3 山黄皮药材粉末显微特征图

1. 表皮细胞及平轴式气孔；2，3. 非腺毛；4. 草酸钙簇晶；5. 草酸钙方晶；
6. 网纹导管；7. 螺纹导管；8. 纤维

【采收加工】春、秋季采集树叶或根鲜用，或切段，晒干备用。

【化学成分】主要含 α- 芹子烯、石竹烯、β- 芹子烯、α- 蒎烯等；尚含香豆素类、生物碱类、降三萜类化合物。

【性味功效】性温，味辛、苦。全株：接骨，散瘀，祛风湿。用于胃脘冷痛，关节痛等。叶：疏风解表，散寒，截疟。用于风寒感冒，腹痛，疟疾，扭伤，毒蛇咬伤等。果：消暑，消炎，化滞，祛湿，健脾胃。

山蒟
Shanju

【别名】酒饼藤、石蒟、穿壁风、爬岩香、石南藤、上树风、山胡椒等。

【基源】为胡椒科胡椒属山蒟 *Piper hancei* Maxim. 的干燥茎叶。

【分布】主要分布于浙江、福建、江西南部、湖南南部、广东、海南、广西、贵州南部及云南东南部。

【形态特征】攀缘藤本，长达 10m。除花序轴和苞片柄外，余均无毛；茎、枝具细纵纹，节上生根。叶纸质。花单性，雌雄异株，聚集成与叶对生的穗状花序。雄花序长 6 ～ 10cm；总花梗与叶柄等长或略长，花序轴被毛。雌花序长约 3cm，于果期延长。黄色浆果球形。（图 1）

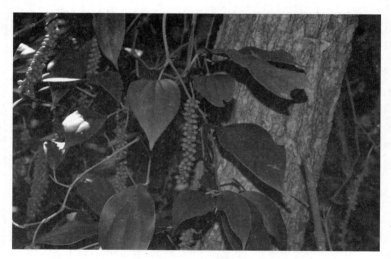

图 1　山蒟

【药材性状】茎细长圆柱形，直径 1 ～ 4mm；表面灰褐色，有细纵纹，节膨大，具不定根；质脆易断。叶常皱缩破碎，完整叶片展平后为狭椭圆形，长 4 ～ 12cm，宽 2 ～ 5cm；基部常偏斜；质脆。气清香，味辛辣。（图 2）

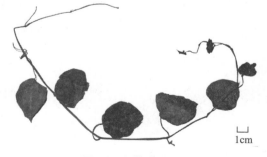

1cm

图 2　山蒟药材图

【药材粉末显微特征】粉末黄褐色。木栓细胞多边形，细胞壁增厚，黄色。纤维两端钝长，长约560μm，直径32～36μm，壁较厚，纹孔明显。石细胞淡棕黄色，方形、三角形或椭圆形，长径48～65μm，胞腔大。梯纹导管和螺纹导管，导管直径50～120μm；可见圆形油室。叶表皮细胞多边形或近长方形，气孔不等式。（图3）

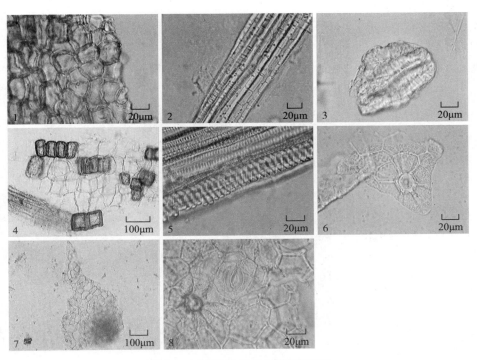

图3　山蒟药材粉末显微特征图

1. 木栓细胞；2. 纤维；3，4. 石细胞；5. 梯纹和螺纹导管；6. 油室；7. 表皮细胞；8. 不等式气孔

【采收加工】秋季采收，切段，晒干。

【化学成分】主要含马兜铃内酰胺、香草酸、4- 烯丙基儿茶酚、荜菝明宁碱、d- 芝麻素、$β$- 谷甾醇、墙草碱、胡椒内酰胺 A 和胡椒内酰胺 D 等成分。

【性味功效】性温，味辛。祛风除湿，活血消肿，行气止痛，化痰止咳。用于风湿痹痛，胃痛，痛经，跌打损伤，风寒咳喘，疝气痛等。

山楝皮
Shanlianpi

【别名】沙罗、红罗、山罗、假油桐等。

【基源】为楝科山楝属植物山楝 *Aphanamixis polystachya*（Wall.）R. N. Parker 的干燥树皮。

【分布】分布于我国海南、广东、广西和云南等地。

【植物形态】乔木，高20～30m。奇数羽状复叶，小叶对生，初时膜质，后变亚革质，在强光下可见很小的透明斑点，长椭圆形，长18～20cm，宽约5cm。花序腋生，短于叶，雄花成广展的圆锥花序，雌花成穗状花序。蒴果。（图1）

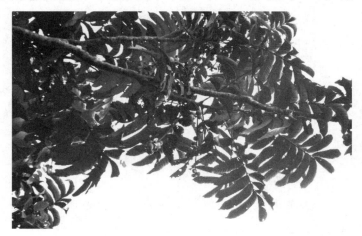

图1　山楝

【药材性状】不规则槽状卷片，厚约1cm。外表面粗糙，棕褐色，散有灰白色斑点。有裂纹及横向皮孔。内表面红棕色，薄片状或条丝状剥落。质韧，难于折断，断面纤维性。气微，味苦。（图2）

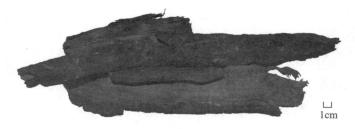

1cm

图2　山楝皮药材图

【药材粉末显微特征】粉末黄褐色。木栓细胞黄色，近方形；排列规则。草酸钙方晶数目众多，形态不规则，镶嵌在纤维中成晶纤维；纤维细长，成束排列，壁较

薄。石细胞近方形，胞腔近圆形；螺纹导管。（图3）

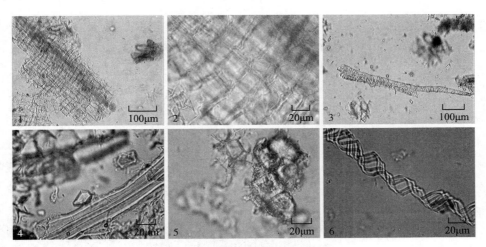

图3　山棟皮药材粉末显微特征图

1，2.木栓细胞；3.晶纤维；4.纤维；5.石细胞；6.螺纹导管

【采收加工】全年皆可剥取，晒干。

【化学成分】主要含：15- 羟基 -α- 杜松醇、1S, 4S, 5S, 10R-4, 10- 愈创木烷二醇、4（15）- 桉叶烯 -1β, 6β- 二醇、4（15）- 桉叶烯 -1β, 6α- 二醇、3α, 16β, 20, 22- 四羟基麦角甾 -5, 24（28）- 二烯。

【性味功效】民间药物，收敛止血，常用于脾脏及肝脏方面的疾病、癌症及腹部的各种不适。

山柰
Shannai

【别名】沙姜、三奈、三赖、山辣等。

【基源】为姜科山柰属植物山柰 *Kaempferia galanga* Linn. 的干燥根茎。

【分布】我国海南、广东、广西、台湾、云南等地有栽培。

【植物形态】根茎块状，单生或数枚连接，芳香。叶常2片贴近地面生长，近圆形，几无柄。花4～12朵顶生，半藏于叶鞘中；花白色，有香味，易凋谢；花萼约与苞片等长；雄蕊无花丝，药隔附属体正方形，2裂。蒴果。（图1）

【药材性状】干燥根茎为厚片，圆形或近圆形，直径1.5～2cm，厚2～6mm。外皮红棕色，皱缩，有时可见根痕、鳞叶残痕及环纹。断面灰白色，富于粉质，光滑而细腻，中心髓部稍凹陷。质脆，易折断。气芳香，味辛辣。（图2）

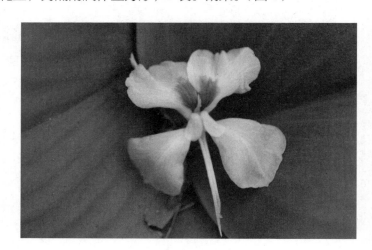

图1　山柰

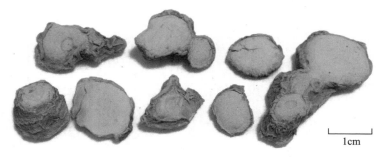

图2　山柰药材图

【药材粉末显微特征】粉末黄白色。淀粉粒众多，常为单粒，圆形或椭圆形，多数扁平，直径6～28μm，层纹不明显。油细胞类圆形、椭圆形，壁较薄，胞腔内含

浅黄绿色或浅紫红色油滴。色素块不规则形，黄色或黄棕色。非腺毛弯曲；螺纹导管直径 18 ～ 37μm。（图 3）

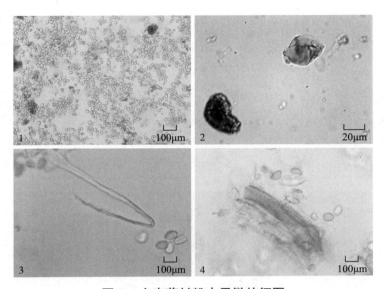

图 3　山奈药材粉末显微特征图

1. 淀粉粒整体；2. 色素块；3. 非腺毛；4. 螺纹导管

【采收加工】当地上叶片枯萎时挖起根茎，除去叶片及须根，洗净泥土，横切成约 3 ～ 5mm 厚的薄片，干燥。

【化学成分】①挥发油类：对羟基苯甲酸、对甲氧基苯甲酸、苯甲酸等。②苯丙素类：反式对甲氧基肉桂酸、反式对甲氧基肉桂酸乙酯、阿魏酸等。③脂肪酸酯类：硬脂酸、5- 葵烯酸、柠檬酸三甲酯等。④黄酮类：山奈酚、木犀草素。

【性味功效】性温，味辛。温中散寒，开胃消食，理气止痛。用于脘腹冷痛，肠鸣腹泻，纳谷不香，不思饮食，停食不化。

山芝麻
Shanzhima

【别名】山油麻、坡油麻、野芝麻、大山麻、石秤砣等。

【基源】为锦葵科山芝麻属植物山芝麻 *Helicteres angustifolia* Linn 的根。

【分布】主要分布于我国海南、湖南、江西、广东、广西、云南、福建和台湾。

【植物形态】小灌木,高达 1m,小枝被灰绿色短柔毛。叶狭矩圆形。聚伞花序有 2 至数朵花;花瓣 5 片,不等大,淡红色,蒴果卵状矩圆形,顶端急尖,密被星状毛及混生长绒毛;褐色种子小,有椭圆形小斑点。(图 1)

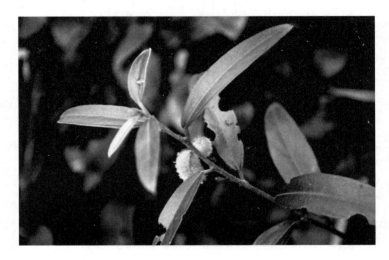

图 1　山芝麻

【药材性状】根圆柱形,稍扭曲,根头部有时带有结节状的茎枝残基,外皮粗糙。商品多已切成 2 ～ 3cm 长的段或块。表面灰黄色或灰黑棕色,有时见坚韧的侧根或突起的侧根痕;栓皮,质坚硬。气微香,味苦、微涩。(图 2)

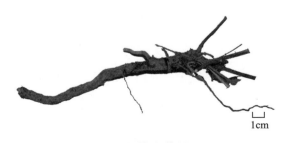

1cm

图 2　山芝麻药材图

【药材粉末显微特征】粉末黄棕色。木栓细胞壁增厚，多角形、近方形或近长方形。纤维多成束分布，长梭形壁增厚，胞腔较大者可见纹孔，直径 15 ～ 18μm。草酸钙簇晶较多，成行排列，棱角锐尖，直径 11 ～ 40μm；可见草酸钙方晶。导管常为具缘纹孔导管和螺纹导管，直径 30 ～ 60μm。（图 3）

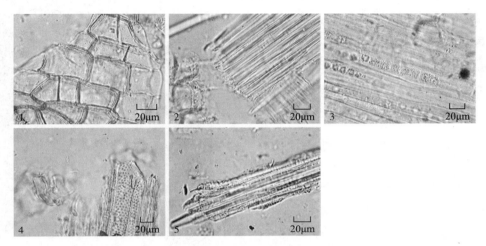

图 3　山芝麻药材粉末显微特征图

1. 木栓细胞；2. 纤维；3. 草酸钙簇晶；4. 草酸钙方晶及具缘纹孔导管；5. 螺纹导管

【采收加工】全年采收，以夏、秋季采者为佳。挖取根部，抖净泥沙，除去须根，斩成短段，晒干。

【化学成分】含葫芦素 E、小麦黄素、乌苏酸、$p-$ 谷甾醇、白桦脂酸、齐墩果酸、山芝麻酸甲酯、山芝麻宁酸甲酯、山芝麻宁酸等。

【性味功效】性寒，味苦。清热解毒，止咳。用于肺热咳嗽，咽喉肿痛，麻疹，疟腮，肠炎，痢疾，痈肿，瘰疬，毒蛇咬伤。

伸筋草
Shenjincao

【别名】牛尾菜、大顺筋藤、大伸筋、百部伸筋等。

【基源】为石松科石松属植物石松 *Lycopodium japonicum* Thunb. 的干燥全草。

【分布】分布于我国东北、华东、华南、西南及内蒙古、河南等地。

【植物形态】多年生草本。匍匐茎蔓生。直立茎高 15～30cm，分枝；营养枝多回分枝，密生针形叶。孢子枝远高出营养枝，叶疏生。孢子囊穗有柄，常 2～6 个生于孢子枝的上部；孢子叶边缘有锯齿，孢子囊肾形，孢子同形。（图 1）

【药材性状】匍匐茎为细圆柱形，稍弯曲，直径 1～3mm，下面具黄白色细根。直立茎作二叉状分枝。线形或针形叶密生茎上，螺旋状排列，皱缩弯曲，长 3～5mm，黄绿色至淡黄棕色，无毛，全缘，易碎断。质柔软，气微，味淡。（图 2）

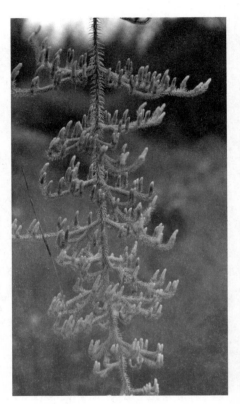

图 1　石松

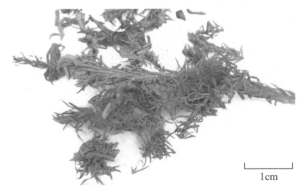

1cm

图 2　伸筋草药材图

【药材粉末显微特征】粉末淡棕色。叶表皮细胞呈类长方形，垂周壁念珠状增厚；气孔不定式，副卫细胞4～7个。纤维主要含木化纤维，直径12～42μm，壁厚3～16μm。主要含梯纹管胞，直径12～22μm，成束或散布，部分破碎。非腺毛多细胞组成，常折断。厚壁细胞圆锥形；石细胞长方形；淀粉粒丰富，单粒或复粒。（图3）

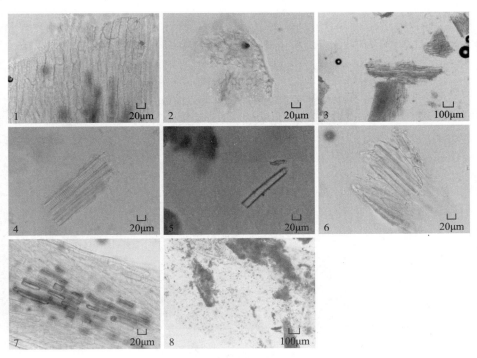

图3 伸筋草药材粉末显微特征图

1.叶表皮细胞；2.气孔；3.纤维；4.梯纹管胞；5.非腺毛；6.厚壁细胞；

7.石细胞；8.淀粉粒

【采收加工】夏、秋二季茎叶茂盛时采收，除去杂质，晒干。

【化学成分】①生物碱类：石松碱、棒石松碱、棒石松洛宁碱等。②酸性物质：香荚兰酸、阿魏酸、壬二酸等。③三萜类：芒柄花醇、伸筋草醇、石松醇等。

【性味功效】性温，味微苦、辛。祛风除湿，舒筋活络。用于关节酸痛，屈伸不利。

肾茶
Shencha

【别名】猫须草、猫须公。

【基源】为唇形科肾茶属植物肾茶 *lerodendranthus spicatus*（Thunb.）C. Y. Wu ex H. W. Li 的干燥地上枝叶。

【分布】分布于我国广东、海南、广西南部、云南南部、台湾及福建。

【植物形态】茎直立，高可达1.5m，四棱形，叶片多样，纸质，上面榄绿色，下面灰绿色。轮伞花序；花梗与序轴密被短柔毛。花冠浅紫或白色。小坚果卵形。（图1）

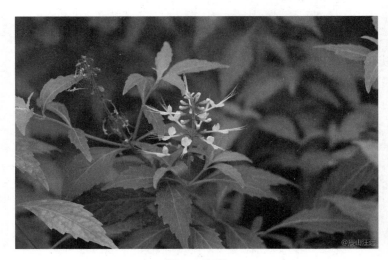

图1　肾茶

【药材性状】茎四棱形，节稍膨大；老茎表面灰棕色或灰褐色，有细密纵皱纹或纵沟，断面木质部黄白色，髓部白色；嫩枝被短小柔毛。叶皱缩易碎，完整叶展平后为卵形或卵状披针形，长2～5cm，宽1～3cm，中部以上边缘有锯齿，叶脉褐色，两面呈黄绿色或暗绿色，均被小柔毛；气微，味微苦。（图2）

【药材粉末显微特征】粉末棕绿色。叶表皮细胞垂周壁稍弯曲，气孔平轴式。非腺毛两种，一种星状分枝，单细胞；另一种非腺毛，圆锥状弯曲，

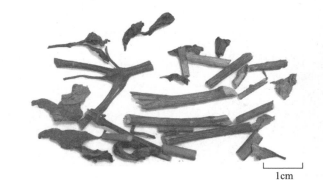

1cm

图2　肾茶药材图

多细胞（2～5个细胞），壁厚，具壁疣。腺鳞头部4个细胞；腺毛头部单细胞，直径40～70μm，柄单细胞。草酸钙方晶与纤维结合成晶纤维；具缘纹孔导管和螺纹导管。（图3）

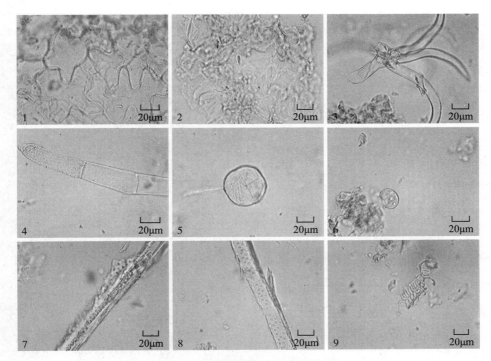

图3　肾茶药材粉末显微特征图

1. 表皮碎片；2. 平轴式气孔；3，4. 非腺毛；5. 腺鳞；6. 腺毛；7. 晶纤维；
8. 具缘纹孔导管；9. 螺纹导管

【采收加工】秋季采收，除去杂质，晒干。

【化学成分】①黄酮类：橙黄酮、异橙黄酮、黄芪苷等。②酚酸类：原儿茶醛、迷迭香酸、咖啡酸等。③萜类：肾茶二萜醇、新肾茶二萜醇、肾茶三萜酸、齐墩果酸等。

【性味功效】性凉，味苦。清热解毒，利水通淋。用于膀胱湿热所致的尿急、尿热、尿痛。

石韦
Shiwei

【别名】石皮、石苇、金星草、石兰、生扯拢等。

【基源】为水龙骨科石韦属植物石韦 *Pyrrosia lingua*（Thunb.）Farwell 的干燥叶。

【分布】主要分布于长江以南各省区。

【植物形态】多年生草本。根茎横走，密被披针形鳞片，边缘有睫毛。叶近二型，疏生，叶片披针形全缘，上面绿色有细点，下面密被淡褐色星芒状毛；孢子叶较营养叶长，常内卷呈筒状。孢子囊群着生于孢子叶背面，无囊群盖。（图1）

【药材性状】叶常卷曲破碎，革质，完整叶展平后为披针形或长圆状披针形，长7～20cm，宽1.5～3.5cm，先端渐尖，基部渐狭，全缘，向内扭曲。腹面灰绿色或灰棕色，无毛或疏被星状毛，背面被灰棕色星状柔毛和密布红棕圆点状孢子囊群；主脉明显，侧脉不易见。棕色叶柄长达2～10cm，多扭曲。气微，味淡。（图2）

【药材粉末显微特征】粉末黄棕色。非腺毛圆锥状弯曲；纤维成束排列，梭形，胞腔内充满红棕色或棕色块状物。草酸钙方晶数目较多，近方形，与纤维结合成晶纤维；网

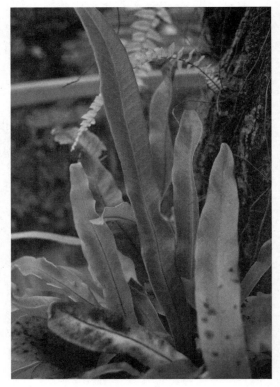

图1　石韦

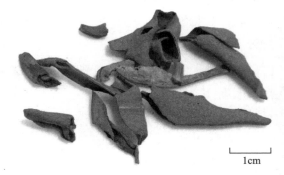

图2　石韦药材图

纹管胞。孢子极面观椭圆形，赤道面观肾形，外壁具疣状突起。叶下表皮细胞多角形，垂周壁连珠状增厚；气孔椭圆形，平轴式。（图3）

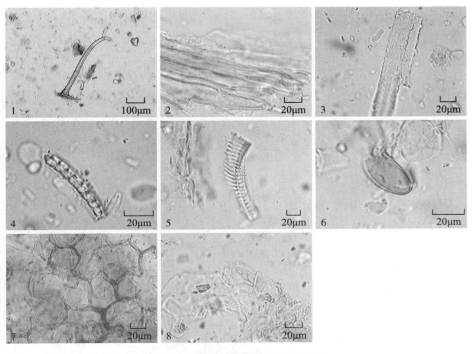

图3 石韦药材粉末显微特征图

1.非腺毛；2.纤维；3.晶纤维；4.草酸钙方晶；5.网纹管胞；6.孢子；
7.叶下表皮；8.平轴式气孔

【采收加工】四季均可采收，除去根茎及须根，阴干或晒干。

【化学成分】含山柰酚、异槲皮苷、槲皮素、里白烯、β-谷固醇、杠果苷、异杠果苷、三叶豆苷、原儿茶酸等成分。

【性味功效】性微寒，味苦、甘。利尿通淋，清肺止咳，凉血止血。用于热淋，血淋，石淋，尿血，小便不通，肾炎，崩漏，痢疾，肺热咳嗽，慢性气管炎，痈疽。

使君子
Shijunzi

【别名】留求子、史君子、五棱子、索子果等。

【基源】为使君子科使君子属植物使君子 *Quisqualis indica* L. 的干燥果实。

【分布】分布于我国福建、海南、台湾、江西、湖南、广东、广西、四川、云南、贵州。

【植物形态】攀缘状灌木，高 2～8m；小枝被棕黄色短柔毛。叶对生或近对生，叶片膜质，卵形，先端短渐尖，基部钝圆，表面无毛，背面有时疏被棕色柔毛，侧脉 7 或 8 对；叶柄无关节，幼时密生锈色柔毛。（图1）

【药材性状】长椭圆形或纺锤形，长 1.8～2.2cm，直径 0.6～1.1cm；表面棕褐色或黑褐色，具多数纵皱纹。种皮薄，易剥离，剥离后种仁表面可见几条纵向凹裂；子叶 2，黄白色，富油性，断面可见裂纹。气微香，味微甜。（图2）

【药材粉末显微特征】粉末黄褐色。种皮表皮细胞较大，不规则，内含棕色物质。种皮薄壁细胞近圆形。有脂肪油滴。草酸钙簇晶数目众多，直径 10～15μm。螺纹导管；可见棕

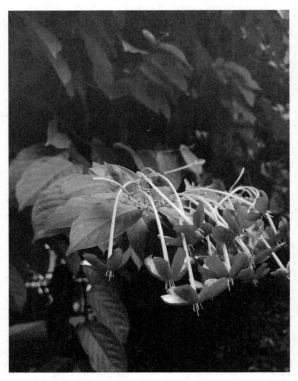

图1　使君子

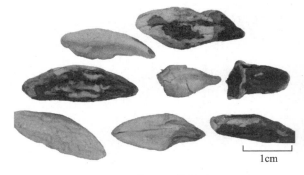

1cm

图2　使君子药材图

色块。（图3）

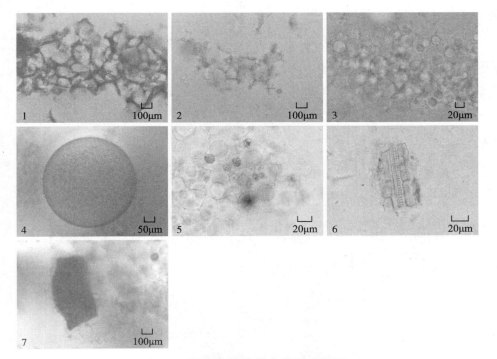

图3　使君子药材粉末显微特征图

1.种皮表皮细胞；2.种皮薄壁细胞；3.脂肪油滴；4.油细胞；5.草酸钙簇晶；
6.螺纹导管；7.棕色块

【采收加工】秋季果皮变紫黑色时采收，除去杂质，干燥。

【化学成分】种子含使君子酸钾、油酸、棕榈酸、甾醇等。

【性味功效】性温，味甘。杀虫消积。用于蛔虫病，蛲虫病，虫积腹痛，小儿
疳积。

水蛭
Shuizhi

【别名】广水蛭、蛭蟥、至掌、虮、马蜞、马蛭、蜞、马蟥等。

【基源】为水蛭科动物蚂蟥 *Whitmania pigra* Whitman 的干燥体。

【分布】分布于全国各地。

【动物形态】体大型，长 6 ~ 12cm，宽 13 ~ 14mm。背面暗绿色，具 5 条由黑色和淡黄色 2 种斑纹见杂排列的纵纹。体环节 107。前吸盘小。腭齿不发达，不吸血。（图 1）

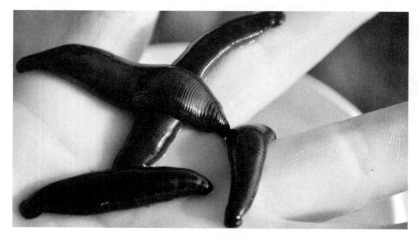

图 1　蚂蟥

【药材性状】呈扁平纺锤形，有多数环节，长 4 ~ 10cm，宽 0.5 ~ 2cm。背部黑褐色或黑棕色，稍隆起，用水浸后，可见黑色斑点排成 5 条纵纹；腹面平坦，棕黄色。两侧棕黄色，前端略尖，后端钝圆，两端各具 1 吸盘，前吸盘不显著，后吸盘较大。质脆，易折断，断面胶质状。气微腥。（图 2）

【药材粉末显微特征】粉末黑褐色。表皮层细胞略呈五边形，排列紧密，色泽黄，不甚透明。纤维长短不一，成束或单个存在，透明；纵肌纤维断面成群或

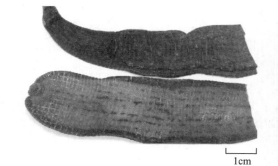

1cm

图 2　水蛭药材图

单个存在，中空，外层增厚，可见增厚纹。体壁细胞碎片角质样。（图3）

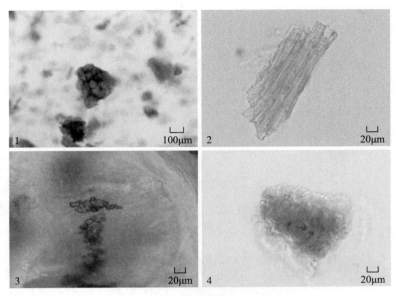

图3　水蛭药材粉末显微特征图

1.表皮层细胞；2.肌纤维；3，4.体壁细胞碎片

【采收加工】夏、秋二季捕捉，用沸水烫死，晒干或低温干燥。

【化学成分】主要含蛋白质，水蛭唾液中还含有一种抗凝血的物质（水蛭素），此外还含有肝素、抗凝血酶等抗凝血物质。

【性味功效】性平，味咸、苦；有小毒。破血通经，逐瘀消癥。用于血瘀经闭，癥瘕痞块，中风偏瘫，跌扑损伤。

天冬
Tiandong

【别名】天门冬、明天冬、天冬草、赶条蛇、多仔婆等。

【基源】为百合科天门冬属植物天冬 *Asparagus cochinchinensis*（Lour.）Merr. 的干燥块根。

【分布】我国河北、山西、陕西、甘肃等省的南部至华东、西南、华南各地区均有分布。

【植物形态】攀缘植物。茎平滑，常弯曲，长可达 1～2m，分枝具棱或狭翅。叶状枝常每 3 枚成簇；茎上鳞片状叶基部延伸为硬刺。花常 2 朵腋生；雄花花丝不贴生于花被片上；雌花大小和雄花相似。浆果熟时红色，种子 1 颗。（图 1）

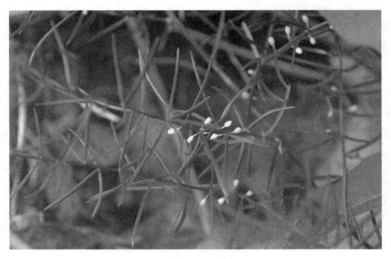

图 1　天冬

【药材性状】长纺锤形，有时略弯曲，长 5～18cm，直径 0.5～2cm。表面黄白色或淡黄棕色，有具不透明的细心，偶见残存的灰棕色外皮。质硬或柔润，有黏性，断面角质样，中柱黄白色。气微，味甘、微苦。（图 2）

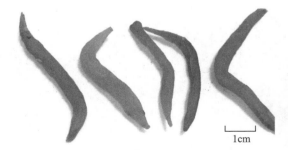

1cm

图 2　天冬药材图

【药材粉末显微特征】粉末灰黄色。薄壁细胞圆形或类圆形。内皮层细胞表面观长方形或类圆形，排列紧密，无细胞间隙。草酸钙针晶束众多，散在或成束存在于黏液细胞中。主要是梯纹和螺纹导管。石细胞极多，大多单个散在，形态各样，纹孔细密，孔沟细而短。（图3）

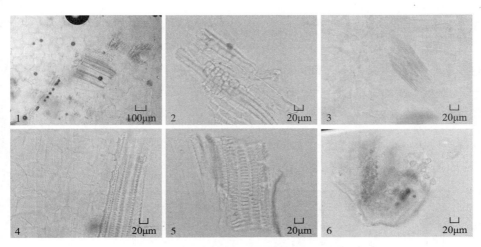

图3　天冬药材粉末显微特征图

1. 薄壁细胞及梯纹导管；2. 内皮层细胞；3. 草酸钙针晶束；4. 螺纹导管；
5. 梯纹导管；6. 石细胞群

【采收加工】秋、冬二季采挖，洗净，除去茎基和须根，置沸水中煮或蒸至透心，趁热除去外皮，除去杂质，迅速洗净，切薄片，干燥。

【化学成分】①皂苷类：天冬呋甾醇寡糖苷、甲基原薯蓣皂苷、菝葜皂苷元、异菝葜皂苷元等。②糖类：葡萄糖、果糖、蔗糖等。③氨基酸类：天冬氨酸、丝氨酸、苏氨酸、脯氨酸等。

【性味功效】性寒，味甘、苦。养阴润燥，清肺生津。用于肺燥干咳，顿咳痰黏，腰膝酸痛，骨蒸潮热，内热消渴，热病津伤，咽干口渴，肠燥便秘。

天胡荽
Tianhusui

【别名】满天星、破铜钱、落得打、星子草等。

【基源】为五加科天胡荽属植物天胡荽 *Hydrocotyle sibthorpioides* Lam. 的干燥全草。

【分布】常生于海拔 475 ～ 3000m 之间湿润的草地、河沟边、林下。分布于华中、西北、华东、华南等地区。

【植物形态】多年生草本，有气味。茎细长而匍匐，平铺地上成片，节上生根。叶片圆形或肾圆形。伞形花序与叶对生，单生于节上；花序梗纤细。果实略呈心形，两侧扁压，中棱在果熟时极为隆起，成熟时有紫色斑点。（图1）

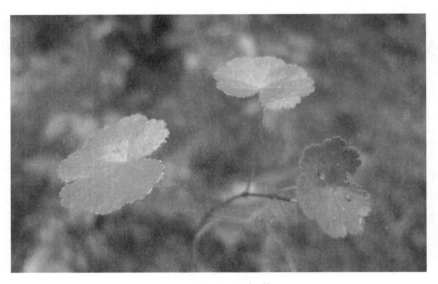

图1 天胡荽

【药材性状】多卷缩成团，灰棕黄色；根细，表面灰黄色。茎细长呈圆柱形，黄绿色，扭曲具纵棱。节明显，节上具须根。叶常皱缩破碎，完整叶展平后为肾圆形，叶脉掌状，叶缘浅裂，有钝齿。腹面黄绿色或黄褐色、背面颜色较浅。扭曲状叶柄较长。有时可见伞形花序，花细小。气较香，味淡。（图2）

【药材粉末显微特征】粉末淡棕绿色。表皮细胞垂周壁螺旋状S型弯曲；气孔平轴式，直径 15 ～ 20μm，长 15 ～ 25μm。油管长条形，棕色。非腺毛呈短圆锥状或长角状锥形，由 10 多个至数十个细胞组成，排成多列。腺鳞很多，近圆形，下陷；草酸钙簇晶散在分布，棱角锐尖。梯纹导管和网纹导管；纤维成束排列。（图 3）

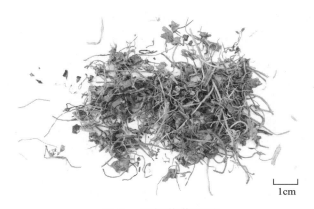

图 2　天胡荽药材图

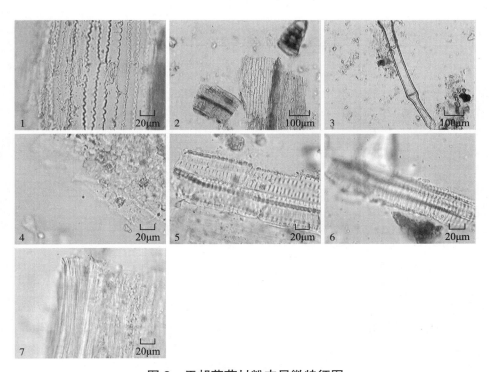

图 3　天胡荽药材粉末显微特征图

1. 表皮细胞波状弯曲及气孔；2. 油管碎片；3. 非腺毛；4. 腺鳞及草酸钙簇晶；

5. 梯纹导管；6. 网纹导管；7. 纤维

【采收加工】夏、秋季间采收全草，洗净，晒干。

【化学成分】主要含原儿茶酸、对羟基桂皮酸、山柰苷、槲皮素、芹菜素、山柰酚、β- 谷甾醇、菠甾醇、牡荆苷、异牡荆苷、胡萝卜苷等成分。

【性味功效】性寒，味苦、辛。清热，利尿，消肿，解毒。用于黄疸，赤白痢疾，淋病，小便不利，目翳，喉肿，痈疽疔疮，跌打瘀肿。

铁包金
Tiebaojin

【别名】狗脚利、老鼠草、鼠乳头、乌金藤等。

【基源】为鼠李科勾儿茶属植物铁包金 *Berchemia lineata*（L.）DC. 的干燥枝叶。

【分布】分布于我国海南、广东、广西、福建、台湾。

【植物形态】藤状灌木，高 1 ~ 4m。叶互生，叶片卵形至卵状椭圆形，全缘，无毛，上面深绿色，下面灰绿色，侧脉 4 ~ 5 对。花两性或杂性，2 ~ 10 余朵簇生于叶腋或枝顶，呈聚伞总状花序，花瓣 5，匙形，白色；核果肉质，熟时黑色或紫黑色。（图 1）

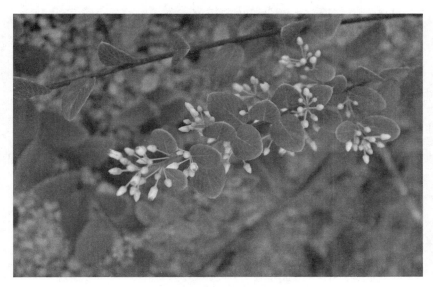

图 1 铁包金

【药材性状】茎类圆柱形，直径 0.1 ~ 1.0cm，表面较平滑，黄棕色或浅棕色，老茎者具黑褐色斑点；质脆，易折断，断面不平坦，髓部海绵状，较大。气微，味淡。叶常卷曲破碎，完整叶展平后卵圆形或近圆形，长 5 ~ 10mm，全缘，具短柄。叶纸质，腹面深绿色，背面灰绿色。气微，味苦。（图 2）

【药材粉末显微特征】粉末黄绿色。细小草酸钙簇晶较多，棱角锐尖，直径 10 ~ 20μm；草酸钙方晶菱形或方形。纤维成束或分散，直径 15 ~ 20μm，孔沟明显。石细胞椭圆形或近长方形；常见具缘纹孔导管和螺纹导管。（图 3）

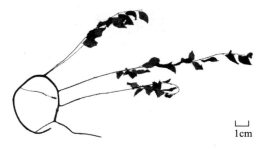

图2　铁包金药材图

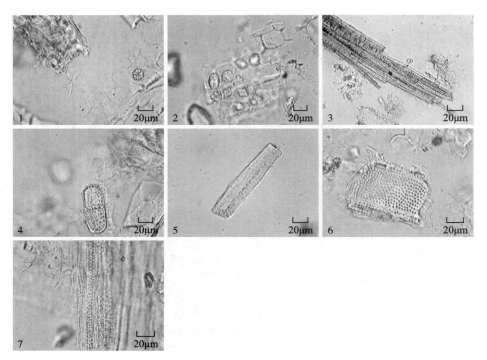

图3　铁包金药材粉末显微特征图

1.草酸钙簇晶；2.草酸钙方晶；3.纤维；4，5.石细胞；6.具缘纹孔导管；7.螺纹导管

【采收加工】全年均可采收，除去嫩枝及须根，洗净，干燥，或趁鲜切片或段，干燥。

【化学成分】含黄酮及其苷类、酚类化合物、醌类及其苷类、萜类化合物、苯丙素类及其苷类。

【性味功效】性凉，味辛、微苦。清热利湿，消肿解毒。用于痈疽疔毒，咳嗽咯血，消化道出血，跌打损伤，烫伤，风湿骨痛，风火牙痛。

铁芒萁
Tiemangqi

【别名】芒萁骨、芒萁、小里白等。

【基源】为里白科芒萁属植物铁芒萁 *Dicranopteris linearis*（Burm.）Underw. 的干燥全草。

【分布】主要分布于广东南部、海南、云南东南部。

【植物形态】多年生草本，根茎横走。叶远生，叶柄褐棕色，无毛；叶片重复假两歧分枝；羽片披针形，深裂；裂片长线形；叶下白色，与羽轴、裂片轴均被棕色鳞片；细脉2～3次叉分。孢子囊群有孢子囊6～8个。（图1）

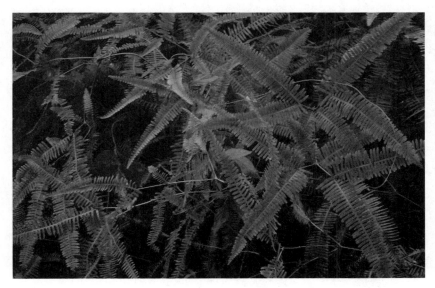

图1　铁芒萁

【药材性状】叶常卷缩，叶柄褐棕色，光滑，长24～56cm，叶轴一至二回或多回分枝，密被茸毛。末回羽片展开后披针形，长16～22cm，宽4～6cm，羽裂片条状披针形，侧脉3～5条；腹面黄绿色，背面灰白色。气微，味淡。（图2）

【药材粉末显微特征】粉末黄绿色。上表皮细胞壁波状弯曲，无气孔，单细胞非腺毛，完整者壁平滑，厚约5μm。可见2细胞椭圆形腺鳞。下表皮细胞壁稍弯曲，气孔较多，近圆形，不定式；纤维成束排列，棕红或棕黄色，纹孔明显，直径约31μm；孢子近三角形；梯纹管胞。（图3）

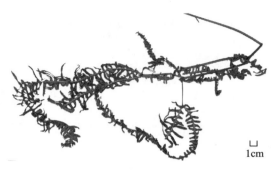

图2　铁芒萁药材图

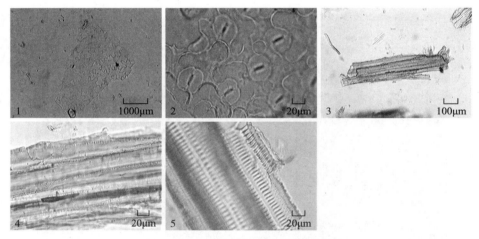

图3　铁芒萁药材粉末显微特征图

1.上表皮细胞、非腺毛及腺鳞；2.下表皮细胞及不定式气孔；3.纤维；
4.纤维及孢子；5.梯纹管胞

【采收加工】全年均可采挖，洗净，晒干或鲜用。

【化学成分】主要含原儿茶酸、莽草酸、阿福豆苷、槲皮苷、β-谷甾醇、β-谷甾醇葡萄糖苷、豆甾醇、豆甾醇葡萄糖苷等成分。

【性味功效】性凉，味苦涩。化瘀止血，清热利尿，解毒消肿。用于妇女血崩，跌打损伤，热淋涩痛，带下，痔瘘，目赤肿痛，外伤出血等。

土牛膝
Tuniuxi

【别名】倒钩草、倒梗草、倒扣草等。

【基源】为苋科牛膝属植物土牛膝 *Achyranthes aspera* L. 的干燥根。

【分布】生于山坡林下、河边及山谷稍阴湿处。除东北地区外全国广泛分布。

【植物形态】多年生草本。茎四棱形，有柔毛，节部稍膨大，分枝对生。叶对生；叶片纸质，全缘或波浪波状，两面密生粗毛。穗状花序顶生，花疏生；花被片披针形，花后变硬且锐尖，具 1 脉。胞果卵形。种子卵形，棕色。（图 1）

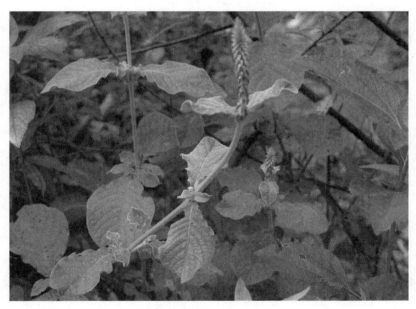

图 1　土牛膝

【药材性状】常短圆柱形，表面灰棕色，有细浅的纵皱纹。质坚硬，易折断，断面纤维性，淡灰青色至灰白色，中间具髓部。味淡无臭。（图 2）

【药材粉末显微特征】粉末类白色。非腺毛多细胞，圆锥状，壁上有疣状突起；腺鳞圆形，多细胞组成，内含棕色物质；腺毛头部多细胞，柄较粗；可见具缘纹孔导管、螺纹导管和网纹导管；纤维散在或成束存在，有的末端斜尖，直径 13 ～ 20μm，孔沟明显，疏密不一；石细胞形态不规则，胞腔较宽，孔沟明显。薄壁细胞近圆形。（图 3）

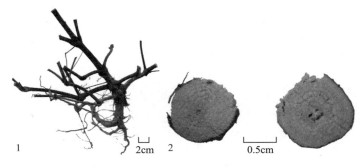

图2 土牛膝药材图

1. 根；2. 根横切面

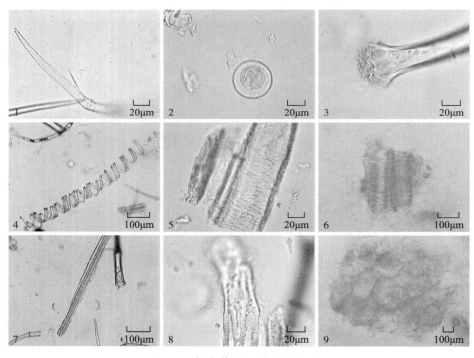

图3 土牛膝药材粉末显微特征图

1. 非腺毛；2. 腺鳞；3. 腺毛；4. 螺纹导管；5. 具缘纹孔导管；6. 网纹导管；7. 纤维；
8. 石细胞；9. 薄壁细胞

【采收加工】全年均可采收，除去茎叶，洗净，鲜用或晒干。

【化学成分】主要含倒扣草皂苷、氨基酸、三十三烷醇、倒扣草碱等成分。

【性味功效】性微寒，味苦、酸。活血化瘀，利尿通淋，清热解表。用于经闭、痛经、月经不调，跌打损伤，风湿关节痛，外感发热，疟疾，痢疾等。

菟丝子
Tusizi

【别名】菟丝实、吐丝子等。

【基源】为旋花科菟丝子属植物菟丝子 *Cuscuta chinensis* Lam. 的干燥成熟种子。

【分布】分布于海南、甘肃、内蒙古等地。

【植物形态】一年生寄生草本。茎缠绕，纤细，无叶。花序侧生；苞片及小苞片小，鳞片状；花梗稍粗壮；花萼杯状；花冠白色，壶形；雄蕊着生花冠裂片弯缺微下处；鳞片长圆形；蒴果球形，种子卵形，长约 1mm，表面粗糙。（图 1）

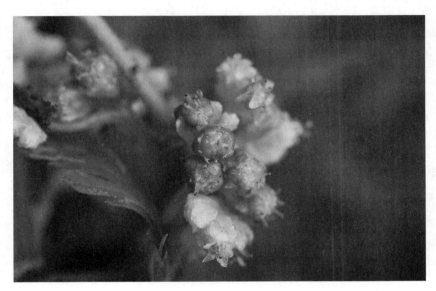

图 1　菟丝子

【药材性状】类球形，直径 1～1.5mm。表面灰棕色或黄棕色，有细密突起的小点，一端有微凹线形种脐。质地坚实，较难用指甲压碎。气微，味淡。（图 2）

【药材粉末显微特征】粉末黄褐色或深褐色。种皮表皮细胞断面观呈类方形或类长方形，侧壁增厚；表面观呈圆多角形，角隅处壁明显增厚为石细胞。种皮栅状细胞成片，断面观 2 列，具光辉

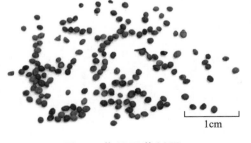

1cm

图 2　菟丝子药材图

带，表面观呈多角形皱缩。胚乳细胞呈多角形或类圆形，胞腔内含糊粉粒。子叶细胞含糊粉粒及脂肪油滴。纤维常单一或分枝。（图3）

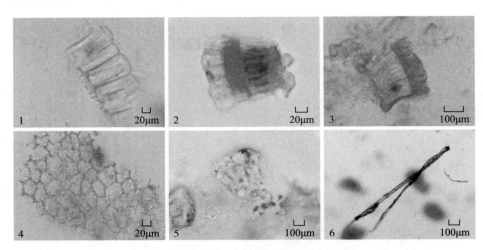

图3　菟丝子药材粉末显微特征图

1. 种皮表皮细胞；2. 横切面（含表皮细胞、外栅状细胞层和内栅状细胞层）；

3. 种皮栅状细胞；4. 胚乳细胞（内含糊粉粒）；5. 子叶细胞（内含脂肪油滴）；6. 纤维

【采收加工】秋季果实成熟时采收植株，晒干，打下种子，除去杂质。

【化学成分】主要含山柰酚、紫云英苷、金丝桃苷、β- 谷甾醇、胡萝卜苷、槲皮素 $-3-O-\beta-D-$ 半乳糖 $-7-O-\beta-D-$ 葡萄糖苷等成分。

【性味功效】性平，味辛、甘。补益肝肾，固精缩尿，安胎，明目，止泻。用于肝肾不足，腰膝酸软，阳痿遗精，遗尿尿频，胎动不安，目昏耳鸣等。

无根藤
Wugenteng

【别名】无爷藤、手扎藤、金丝藤、面线藤等。

【基源】为樟科无根藤属植物无根藤 *Cassytha filiformis* L. 的干燥全草。

【分布】分布于我国华南、西南、华中地区的灌木丛。

【植物形态】寄生缠绕草本，借盘状吸根攀附于寄主植物上。茎线形，绿色或绿褐色，稍木质，幼嫩部分被锈色短柔毛，老时毛被稀疏或变无毛。叶退化为微小的鳞片。穗状花序密被锈色短柔毛。花小，白色，无梗。果小。（图 1）

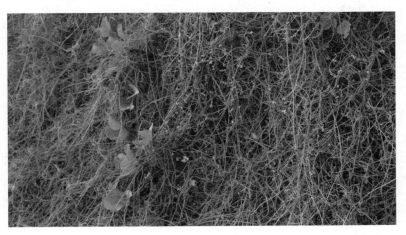

图 1　无根藤

【药材性状】茎圆柱形，直径 1 ～ 2mm，细长，缠绕成团。表面黄棕色，可见细纵纹和密被的黄褐色柔毛。不易折断，断面粗糙，纤维性，常中空，黄白色至红棕色，木部与皮部不易分离。鳞片状叶极小。有时可见灰白色花，小，无梗。卵球形果实，黑褐色，包藏于肉质花被内。气微，味淡。（图 2）

【药材粉末显微特征】粉末灰绿色。气孔平轴式。圆锥状非腺毛众多，弯曲，长约 20 ～ 150μm，由单细胞构成，胞

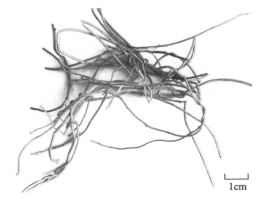

图 2　无根藤药材图

腔狭窄或宽。具缘纹孔导管为主，直径约为 30 ～ 40μm；纤维多成束。（图 3 ）

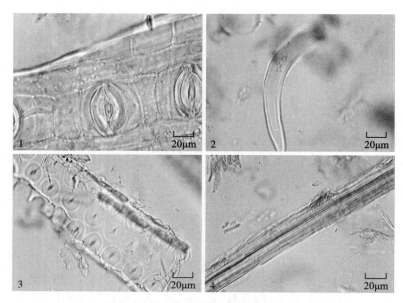

图 3　无根藤药材粉末显微特征图

1. 表皮细胞及平轴式气孔；2. 非腺毛；3. 具缘纹孔导管；4. 纤维

【采收加工】全年可采收，洗净，切段，晒干或阴干备用，亦可鲜用。

【化学成分】①生物碱：无根藤碱、原荷叶碱、无根藤辛等。②木质素类：丁香酯素。③芳香族醛类：香草醛和异香草醛。④其他成分：氨基酸、甘油酯类、黄酮类、甾醇类等。

【性味功效】性凉，味甘、微苦。祛湿消肿，利水。用于肾炎、水肿等。

蜈蚣
Wugong

【别名】百足虫、天龙、千足虫等。

【基源】为蜈蚣科动物少棘巨蜈蚣 *Scolopendra subspinipes* mutilans L. Koch 的干燥体。

【分布】常见于全国各地。

【动物形态】体长 6 ～ 13cm，宽 5 ～ 11mm。头板杏仁形，头板和第一背板为金黄色，生有一对触角，17 节。身体自第二背板起为墨绿色或暗绿色，步足 21 对，足端黑色，尖端呈爪状，适于抓附，末对附肢基侧板后端有 2 尖棘，同肢前腿节腹面外侧有 2 棘，内侧 1 棘，背面内侧 1 ～ 3 棘。（图 1）

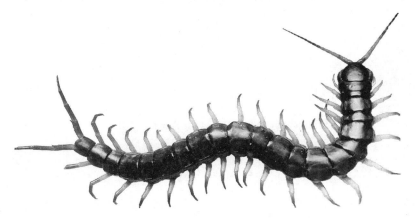

图 1　少棘巨蜈蚣

【药材性状】呈扁平长条形，长 9 ～ 15cm，宽 0.5 ～ 1cm。由头部和躯干部组成，全体共 22 个环节。头部暗红色或红褐色，有头板覆盖，两侧贴有颚肢一对，前端两侧有触角一对。躯干部第一背板与头板同色，其余 20 个背板为棕绿色或墨绿色，具光泽，自第四背板至第二十背板上常有两条纵沟线；腹部自第二节起，每节两侧有步足一对；步足呈弯钩形，最末一对步足尾状，易脱落；质脆，断面有裂隙。气微腥，有特殊刺鼻的臭气，味辛、微咸。（图 2）

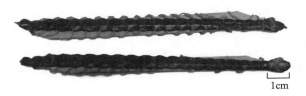

1cm

图 2　蜈蚣药材图

【药材粉末显微特征】粉末黄绿色或灰黄色。体壁（几丁质）碎片显淡黄色或近无色；外表皮排列整齐，其下散有细小圆孔，有的（在腹部）细小圆孔边缘微拱起；内表皮无色，有横向条纹；内、外表皮纵贯有较多微细孔道。横纹肌纤维淡棕色或无色，多碎断，侧面观呈薄片状，明暗相间纹理隐约可见，有致密短纵纹；断面观成群或散在，呈多角形、扁平形、条形，表面较平整。气管壁碎片螺旋丝细小。脂肪油滴淡黄色，散在；刚毛无色透明或棕黄色，有髓腔。（图3）

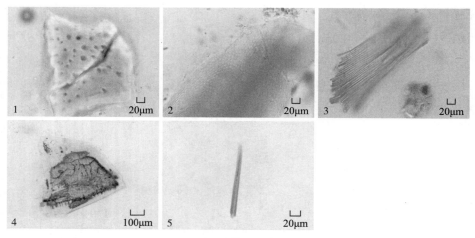

图3　蜈蚣药材粉末显微特征图

1.体壁外表皮碎片；2.体壁内表皮；3.横纹肌纤维；4.气管壁碎片；5.刚毛

【采收加工】春、夏二季捕捉，用竹片插入头尾，绷直，干燥。

【化学成分】含两种类似蜂毒的有毒成分，即组胺样物质及溶血蛋白；还含有酪氨酸、亮氨酸、蚁酸、脂肪油、胆甾酸等。

【性味功效】性温，味辛；有毒。祛风止痉，通络止痛，攻毒散结。用于惊风，癫痫，痉挛抽搐，中风口㖞，破伤风，风湿顽痹，偏正头痛，毒蛇咬伤，疮疡，瘰疬等。

蜈蚣藤
Wugongteng

【别名】百足藤。

【基源】为天南星科石柑属植物蜈蚣藤 *Pothos repens*（Lour.）Druce 的全草。

【分布】分布于我国广东、海南、广西、云南等地。

【植物形态】附生藤本。分枝较多，营养枝具棱，常曲折，节上气生根长，贴附于树上；花枝具纵条纹。佛焰苞绿色，线状披针形；肉穗花序，雄蕊黄色，雌蕊淡绿，花被片6，黄绿色雄蕊和柱头稍超出花被，浆果成熟时焰红色，卵圆形。（图1）

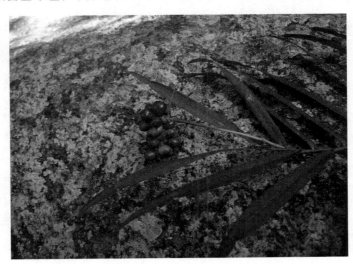

图1　蜈蚣藤

【药材性状】茎圆柱形，有纵棱，分枝多，淡褐色至棕褐色，节上多不定根；断面黄白色至黄棕色，质硬而韧，纤维性强，不易折断；干燥叶片卷曲，完整叶片展平后披针形，浅绿色至棕褐色，叶脉主脉平行排列，细脉不明显。叶柄具扁平翅；气微香，味酸，微苦。（图2）

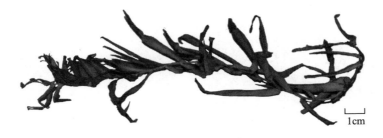

1cm

图2　蜈蚣藤药材图

【药材粉末显微特征】粉末黄绿色。非腺毛呈"工"字形，胞腔窄；气孔不等式，垂周壁波浪形；草酸钙簇晶数目很多；纤维成束，周围细胞内含草酸钙方晶，形成晶鞘纤维；散在大量草酸钙针晶；导管螺纹或网纹。（图3）

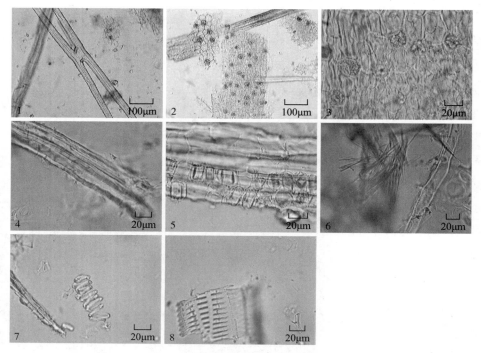

图3 蜈蚣藤药材粉末显微特征图

1.非腺毛；2，3.草酸钙簇晶；4.纤维；5.晶纤维；6.草酸钙针晶；
7.螺纹导管；8.网纹导管

【采收加工】全年均可采收，洗净，鲜用或切段晒干。

【性味功效】性温，味辛。散瘀接骨，消肿止痛。用于跌打肿痛、骨折、疮毒等。

五月艾
Wuyueai

【别名】蕲艾、祁艾、大艾叶、艾蒿等。

【基源】为菊科蒿属植物五月艾 *Artemisia indica* Willd. 的干燥地上部分。

【分布】生于荒地、林缘。分布于我国华北、华东、西南及辽宁、海南、台湾、西藏等地。

【植物形态】多年生草本，高 0.5 ～ 1.2m。茎中部叶卵状三角形或椭圆形，有柄，羽状分裂，裂片椭圆形至椭圆状披针形，边缘具不规则的锯齿，下被灰白色茸毛；头状花序排成复总状；总苞卵形，总苞片密被白色丝状毛；瘦果无毛。（图 1）

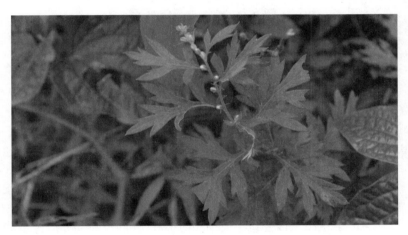

图 1　五月艾

【药材性状】茎灰棕色，较粗壮，有纵棱，被灰白色柔毛。叶常皱缩，完整叶片羽状深裂，裂片椭圆状披针形；腹面灰棕色或灰褐色，被稀疏柔毛和腺点；背面密被灰白色茸毛。质柔软。气清香，味苦。（图 2）

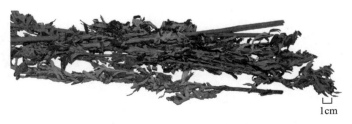

1cm

图 2　五月艾药材图

【药材粉末显微特征】粉末黄绿色。表皮细胞近长方形；气孔平轴式。非腺毛基部长 40 ～ 440μm，为 4 ～ 13 个细胞组成；螺纹导管为主；纤维单一或成束排列，可见草酸钙方晶。（图 3）

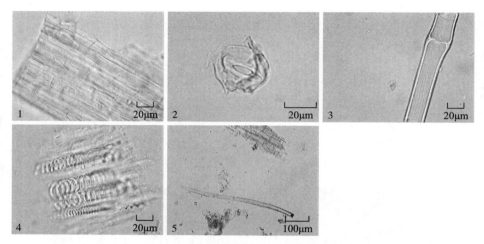

图 3　五月艾药材粉末显微特征图

1. 表皮细胞和气孔；2. 气孔；3. 非腺毛；4. 螺纹导管；5. 纤维

【采收加工】夏季花未开时采摘，除去杂质，晒干。

【化学成分】主要含挥发油，尚含 β- 谷甾醇、豆甾醇、α- 香树脂、β- 香树脂、无羁萜、柑橘素、槲皮素与 4 个桉烷衍生物。

【性味功效】性温，味苦、辛。散寒止痛，温经止血。用于少腹冷痛，经寒不调，宫冷不孕，吐血，衄血，崩漏经多，妊娠下血等；外治皮肤瘙痒。挥发油有镇咳、祛痰、平喘、抑菌、镇静、抗休克等作用。

五指毛桃
Wuzhimaotao

【别名】五爪龙、牛奶木、土五加皮、土黄芪等。

【基源】为桑科榕属植物粗叶榕 *Ficus hirta* Vahl 的干燥根。

【分布】常见于村寨附近开阔地或山坡林边，或附生于其他树干。分布于我国云南、贵州、广西、广东、海南、湖南、福建、江西等地。

【植物形态】灌木或小乔木，具乳汁。枝叶和花托密被金黄色长硬毛。主茎中空。单叶常对生，叶柄和托叶均被粗毛；叶片边缘有锯齿，基生叶脉3～7条。花极小，多数，生于花托内壁上，花单性；瘦果，表面有小瘤体。（图1）

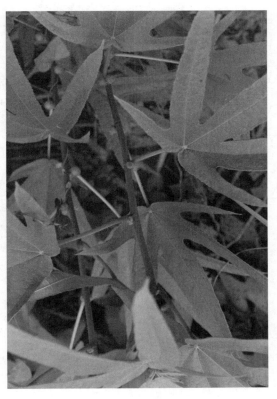

图1　粗叶榕

【药材性状】根稍呈圆柱形，有3～5分枝，长短不一，直径0.2～2.5cm，表面灰棕色，有纵皱纹，横向皮孔明显。部分栓皮脱落后露出黄色皮部。质坚硬，不易折断，断面呈纤维性。横切片常厚1～1.5cm，皮薄，木质部黄白色，同心环众多，可见放射状纹理，皮部与木部易分离。气微香，味甘。（图2）

【药材粉末显微特征】粉末淡黄色。

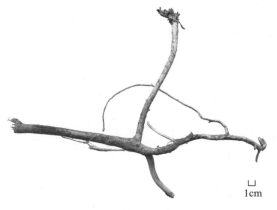

1cm

图2　五指毛桃药材图

木栓细胞类方形，内含棕色物；网纹导管常见；方晶和石细胞常见，纤维束中可见微弯曲的乳管，有时可见单粒或复粒淀粉粒。（图3）

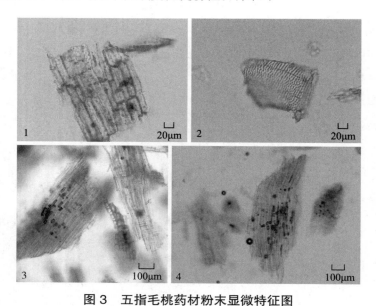

图3　五指毛桃药材粉末显微特征图

1. 木栓细胞碎片（内含钟乳体）；2. 网纹导管；
3. 石细胞、纤维上附方晶；4. 与纤维并列的乳管

【采收加工】全年均可采收，鲜用或切段或片晒干。

【化学成分】主要含香豆素类、黄酮类、有机酸类、三萜类、氨基酸类、生物碱类等成分。

【性味功效】性平，味甘、微苦。健脾补肺，行气利湿，舒筋活络。用于脾虚浮肿，食少无力，肺痨咳嗽，盗汗，带下，产后无乳，风湿痹痛，水肿，肝硬化腹水，肝炎，跌打损伤等。

豨莶草
Xixiancao

【别名】粘金强子、珠草、棉苍狼、肥猪草、粘苍子、黄花仔等。

【基源】为菊科豨莶属植物豨莶 *Sigesbeckia orientalis* L. 的干燥地上部分。

【分布】分布于我国秦岭及长江以南地区。

【植物形态】草本，叶花期枯萎。叶三角状卵圆形，具腺点，两面被毛，三出基脉；上部叶渐小。头状花序多数，花梗密生短柔毛。总苞阔钟状；总苞片2层，背面被腺毛。花黄色，雌花花冠具管部，两性管状花上部钟状，上端有4～5卵圆形裂片。瘦果有4棱。（图1）

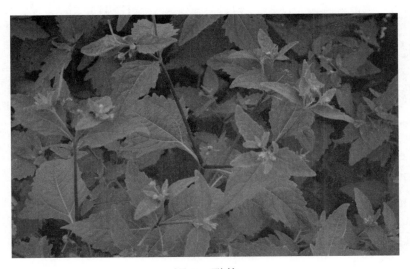

图1　豨莶

【药材性状】茎圆柱形，常弯曲，表面灰绿色或紫棕色，有纵沟及细纵纹，小枝密被白色短柔毛；质轻而脆，易折断，断面白色髓部明显。叶常脱落或破碎；完整叶片三角状卵形，长4～9cm，宽1.8～6.5cm，边缘有不规则浅裂或粗齿；两面被毛，背面有腺点。黄色头状花序有时可见。气微，味微苦。（图2）

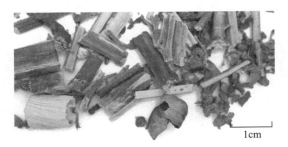

1cm

图2　豨莶草药材图

【药材粉末显微特征】粉末黄绿色。非腺毛有2种，一种较长，先端锐尖，由2～4个细胞组成，长110～370μm；另一种较短，多弯曲，由4～8个细胞组成，中间缢缩，长30～270μm；腺毛头部多细胞，柄部细胞排成2行。螺纹导管；花粉粒圆形，直径约30μm，表面具有较密的刺状突起，具萌发孔3个。叶上表皮细胞垂周壁略平直，下表皮细胞垂周壁呈波状弯曲；气孔不定式。（图3）

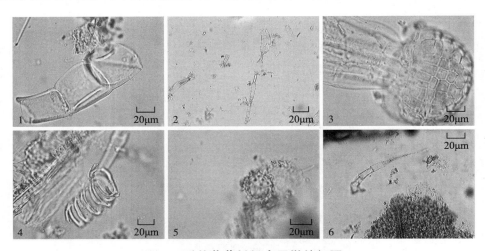

图3　豨莶草药材粉末显微特征图

1.短非腺毛；2.长非腺毛；3.腺毛头部；4.螺纹导管；5.花粉粒；
6.表皮细胞及气孔、长非腺毛

【采收加工】夏、秋二季开花前及花期采割，除去杂质，晒干。

【化学成分】主要含9β-异丁酰氧基木香烯内酯、9β-羟基-8β-异丁烯酰氧基木香烯内酯、14E-去氢-10，11，14，15-四氢牻牛儿基橙花醇、2β，15，16-三羟基-消旋-8（14）-海松烯、1α-乙酰氧基-2α，3α-环氧异土木香内酯等成分。

【性味功效】性寒，味辛、苦。祛风湿，利关节，解毒。用于风湿痹痛，筋骨无力，腰膝酸软，四肢麻痹，半身不遂，风疹湿疮。

香附
Xiangfu

【别名】雀头香、莎草根、香附子、雷公头、三棱草根、苦羌头等。

【基源】为莎草科莎草属植物莎草 *Cyperus rotundus* L. 的干燥根茎。

【分布】生于山坡草地、耕地、路旁水边潮湿处。分布于华北、西南及华南等地区。

【植物形态】株高 20 ～ 95cm，直立，散生，锐三棱形。叶基生，叶鞘基部棕色，常裂成纤维状。聚伞花序，每枝有 3 ～ 10 个小穗，排列成伞状；小穗条形，斜展；小穗轴有白色透明的翅；雄蕊 3，柱头 3。小坚果三棱状。（图 1）

【药材性状】纺锤形，有时稍弯曲，长 2 ～ 3.5cm，直径 0.5 ～ 1cm。表面棕褐色或黑褐色，具不规则纵皱纹，并有明显的 6 ～ 10 个环节，

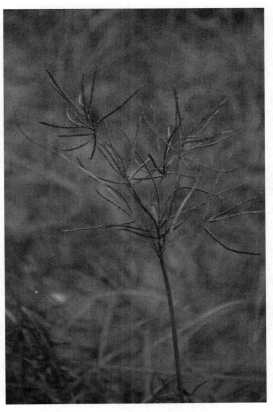

图 1 莎草

节上被众多未除尽的暗棕色须根及须根痕；质坚硬，生晒者断面粉性，类白色，内皮层环明显，维管束散在，点状。气香，味微苦。（图 2）

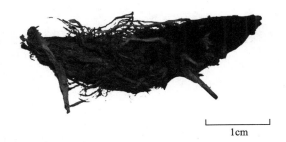

1cm

图 2 香附药材图

【药材粉末显微特征】粉末黑褐色。薄壁细胞长方形或多边形，垂周壁连珠状增厚。分泌细胞类圆形，直径 35 ～ 72μm，含淡黄棕色至红棕色分泌物。淀粉粒类椭圆形，脐点不明显。纤维成束排列，黄棕色或红棕色，细长。石细胞三角形或椭圆形，纹孔明显；草酸钙方晶少见；网纹导管。（图 3）

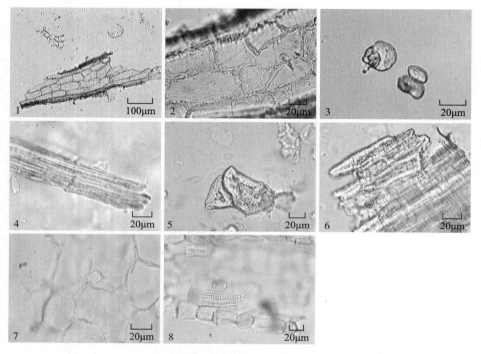

图 3　香附药材粉末显微特征图

1. 薄壁细胞；2. 分泌细胞；3. 淀粉粒；4. 纤维；5，6. 石细胞；7. 草酸钙方晶；
8. 网纹导管

【采收加工】秋季采挖根茎，燎去毛须，置沸水中略煮或蒸透后晒干，或燎后直接晒干。

【化学成分】①挥发油类：含有多种单萜、倍半萜极其氧化物。②生物碱类：C-19 型二萜类生物碱、海替生碱、维替碱型等。③黄酮类：甘草苷、甘草素、异甘草素等。④其他成分：纤细薯蓣皂苷、神经酰胺、植物甾醇、有机酸、有机碱、蛋白质、酶、氨基酸、微量元素等。

【性味功效】性平，味辛、微苦、微甘。疏肝解郁，理气宽中，调经止痛。用于肝郁气滞，胸胁胀痛，疝气疼痛，乳房胀痛，脾胃气滞，脘腹痞闷，胀满疼痛，月经不调，经闭痛经。

肖梵天花
Xiaofantianhua

【别名】油玲花、土杜仲、刀伤药、八卦拦路虎、假桃花等。

【基源】为锦葵科梵天花属植物地桃花 *Urena lobata* L. 的根。

【分布】分布于长江以南各省区。

【植物形态】直立亚灌木状草本，高达 1m，小枝被星状绒毛。茎下部叶先端浅 3 裂，边缘具锯齿。中部叶卵形。叶上面被柔毛，下面被灰白色星状绒毛。叶柄被灰白色星状毛。花腋生，花梗被绵毛，花萼和花瓣均 5，外面均被星状柔毛。雄蕊无毛。分果爿被星状短柔毛和锚状刺。（图 1）

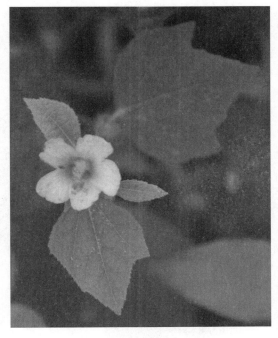

图 1　地桃花

【药材性状】圆柱形，略弯曲，表面黄褐色；支根少数，淡黄色，上有须根多数，具纵皱纹；质坚实，断面不平坦，木质部黄色，皮部富纤维，不易折断。气微，味淡。（图 2）

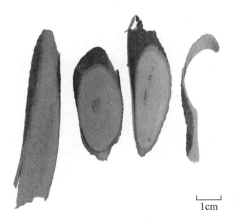

1cm

图 2　肖梵天花药材图

【药材粉末显微特征】粉末黄白色。非腺毛两种，一种星状分枝，另一种单个非腺毛圆锥状弯曲；木栓细胞近长方形，内含不规则石细胞；纤维成束排列，细长，可见孔沟；草酸钙簇晶散在排列；具缘纹孔导管和网纹导管，前者孔纹数目多。（图3）

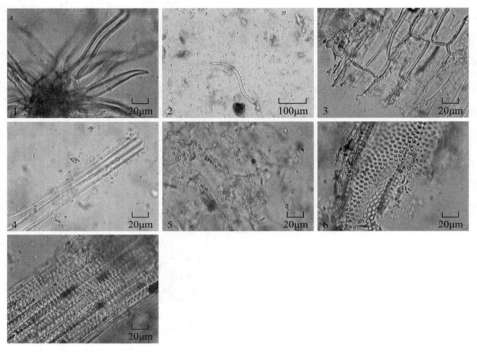

图3　肖梵天花药材粉末显微特征图

1. 星状非腺毛；2. 非腺毛；3. 木栓细胞及石细胞；4. 纤维；5. 草酸钙簇晶；
6. 具缘纹孔导管；7. 网纹导管

【采收加工】全年均可采收，洗净，鲜用或晒干。

【化学成分】地上部分含杜果苷、槲皮素。

【性味功效】性凉，味甘、辛。祛风利湿，活血消肿，清热解毒。用于感冒，风湿痹痛，痢疾，泄泻，淋证，带下，月经不调，跌打肿痛，喉痹，乳痈，疮疖，毒蛇咬伤。

小飞扬
Xiaofeiyang

【别名】小号乳仔草、红乳草等。

【基源】为大戟科大戟属植物地锦草 *Euphorbia humifusa* Willd. ex Schlecht. 的干燥全草。

【分布】分布于我国广东、海南、广西、福建、台湾等地。

【植物形态】一年生草本。茎纤细，常呈匍匐状，自基部极多分枝。叶对生，基部偏斜，不对称，边缘有细锯齿；托叶易脱落。花序和总苞外被稀疏柔毛；腺体4，被白色附属物。雄花少数；雌花1枚；子房和蒴果均被贴伏短柔毛。蒴果。（图1）

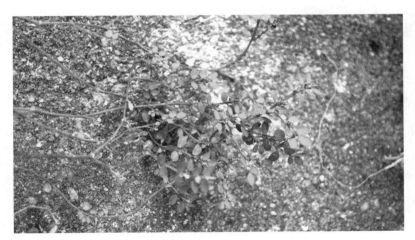

图1 地锦草

【药材性状】全草皱缩卷曲，黄色根纤细。茎细长，常分枝，红棕色，稀被疏毛，质稍韧，中空，易折断。叶常皱缩破碎，完整叶展平后长椭圆形，边缘具极小的锯齿，两面灰绿色或稍带紫色，叶柄短。花序生于叶腋，花小，干缩。有时可见三角形蒴果。气微，味微涩。（图2）

【药材粉末显微特征】粉末黄绿色。非

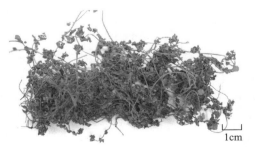

图2 小飞扬药材图

腺毛多细胞组成，壁上有密集的疣状突起；腺鳞多细胞，如菊花心，四周呈密集的放射状；纤维较多，多成束，壁较厚，直径 9 ～ 35μm；螺纹导管或环纹导管。（图3）

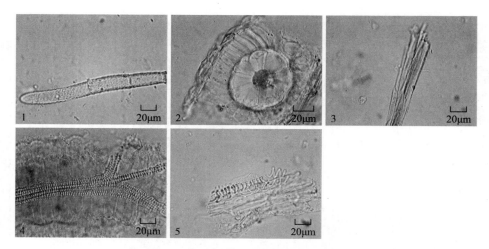

图3　小飞扬药材粉末显微特征图

1. 非腺毛；2. 腺鳞；3. 纤维；4. 网纹导管；5. 螺纹导管

【采收加工】夏、秋季采收，鲜用或晒干。

【化学成分】茎、叶含 5，7，4'- 三羟基黄酮 -7- 葡萄糖苷、蜂花醇、蒲公英赛醇、甘遂醇、黄酮类大波斯菊苷等成分。

【性味功效】性平，味辛。清热解毒，利湿退黄，活血止血。用于痢疾，泄泻，黄疸，咳血，吐血，尿血，便血，崩漏，乳汁不下，跌打肿痛及热毒疮疡。

鸦胆子
Yadanzi

【别名】老鸦胆、苦参子、鸦蛋子等。

【基源】为苦木科鸦胆子属植物鸦胆子 *Brucea javanica*（L.）Merr. 的干燥成熟果实。

【分布】生于草地、灌木丛中及路旁向阳处。分布于我国广东、海南、福建、广西、云南、台湾等地。

【植物形态】常绿大灌木或小乔木，高达3m，全株均被黄色柔毛。单数羽状复叶，互生；小叶5～11枚，对生。圆锥聚伞花序腋生，雌雄异株，花极小，红黄色；雄花和雌花的花萼和花瓣片均4，子房4心皮。成熟核果具突起网纹。（图1）

【药材性状】长圆形或卵形，两头稍尖，长6～10mm，直径3～7mm。表面灰黑色，被不规则多角形的网纹，底端存留凹陷的果柄痕。外壳质硬而脆，剖开后里面呈灰红色，光滑而油润。种仁黄白色，油性足。无臭，味极苦。（图2）

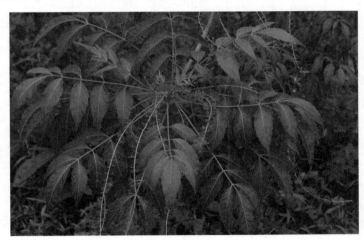

图1 鸦胆子

【药材粉末显微特征】粉末棕褐色。表皮细胞多角形，含棕色物；薄壁细胞多角形，含草酸钙簇晶及方晶，簇晶直径可达30μm；石细胞类圆形或多角形，直径15～40μm；种皮细胞略呈多角形，稍延长；可见圆形油细胞；螺纹导管。（图3）

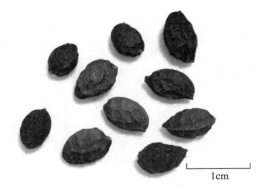

1cm

图2 鸦胆子药材图

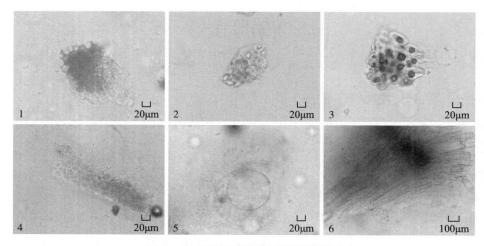

图3　鸦胆子药材粉末显微特征图

1.表皮细胞；2.薄壁细胞及草酸钙方晶；3.石细胞；4.种皮细胞；5.油滴；6.螺纹导管

【采收加工】秋季果实成熟时采收，除去杂质，晒干。

【化学成分】①生物碱类：鸦胆子碱、鸦胆宁等。②糖苷类：鸦胆灵、鸦胆子苷等。③酚性成分：鸦胆子酚、鸦胆子酸等。④其他成分：鸦胆子油、皂化物、苦味成分、鸦胆子苦醇、鸦胆子素等。

【性味功效】性寒，味苦；有小毒。清热解毒，截疟，止痢；外用腐蚀赘疣。用于痢疾，疟疾；外治赘疣，鸡眼。

鸭跖草
Yazhicao

【别名】碧竹子、翠蝴蝶、淡竹叶等。

【基源】为鸭跖草科鸭跖草属植物鸭跖草 *Commelina communis* L. 的干燥地上部分。

【分布】生于路旁、田边、河岸、宅旁、山坡及林缘阴湿处。主产于东北、华北、华南、西南地区，在全国范围内均有分布。

【植物形态】一年生草本，高 20～60cm。茎基部匍匐，节稍膨大。单叶互生，基部下延成膜质鞘，抱茎，有缘毛；聚伞花序有花 1～4 朵；萼片 3，膜质；花瓣 3，深蓝色，有长爪；雄蕊 6，3 枚能育；蒴果椭圆形。（图 1）

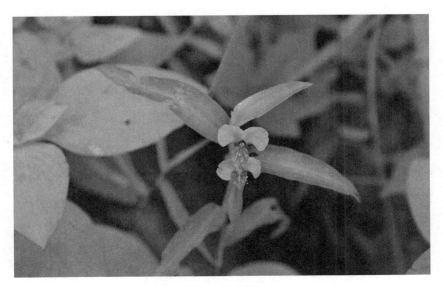

图 1 鸭跖草

【药材性状】全草黄绿色或黄白色，较光滑。黄棕色茎有纵棱，直径约 0.2cm，多有分枝或须根；质柔软，断面中心有髓。黄棕色叶多皱缩、破碎，常脱落。完整叶片展平后卵状披针形或披针形，长 3～9cm，宽 1～2.5cm；全缘被稀疏毛，基部下延成膜质叶鞘，抱茎，叶脉平行。花常脱落，总苞佛焰苞状。气微，味淡。（图 2）

【药材粉末显微特征】粉末黄绿色。表皮细胞近长方形，细胞垂周壁深度 S 形弯曲；气孔不定式，副卫细胞 4～5 个；非腺毛圆锥状，单细胞；螺纹导管和网纹导管，前者直径 25 ～ 100μm，后者稍呈网状连接，有的一侧呈纵向全面增厚。纤维成束排列，石细胞近椭圆形，胞腔狭窄，近线性；草酸钙针晶束长 40 ～ 90μm，稀疏排列。（图 3）

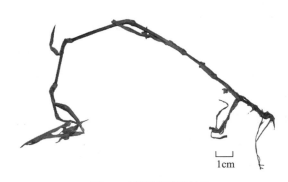

1cm

图 2　鸭跖草药材图

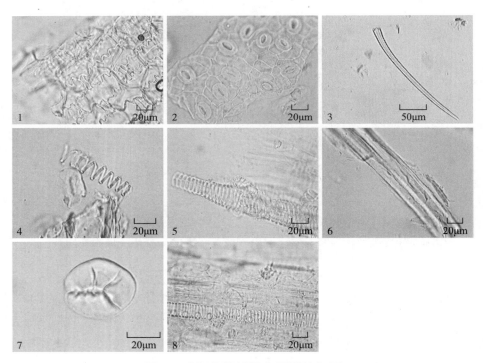

图 3　鸭跖草药材粉末显微特征图

1. 表皮碎片；2. 不定式气孔；3. 非腺毛；4. 螺纹导管；5. 网纹导管；6. 纤维；
7. 石细胞；8. 草酸钙针晶

【采收加工】夏、秋二季采收，晒干。

【化学成分】①全草含飞燕草苷、黏液质。②花含蓝鸭跖草苷、鸭跖黄酮苷、鸭跖草花色苷、左旋黑麦草内酯等。③地上部分含哈尔满等。④种子含脂肪油。

【性味功效】性寒，味甘、淡。清热泻火，解毒，利水消肿。用于感冒发热，热病烦渴，咽喉肿痛，水肿尿少，热淋涩痛，痈肿疔毒。

亚婆潮
Yapochao

【别名】土五加皮等。

【基源】为茜草科耳草属植物广花耳草 *Hedyotis ampliflora* Hance 的干燥或新鲜全草。

【分布】生于疏林下或山坡灌丛中。分布于海南等地。

【植物形态】藤状灌木。叶对生，纸质，披针形；侧脉明显，每边 3～4 条，与中脉成锐角伸出，几乎直伸向上；叶柄略宽，长 2～5mm，托叶顶部撕裂成 3～5条刚毛状的裂片。伞房式聚伞花序顶生，花冠白色，先端 4 裂，裂片先端内弯。（图 1）

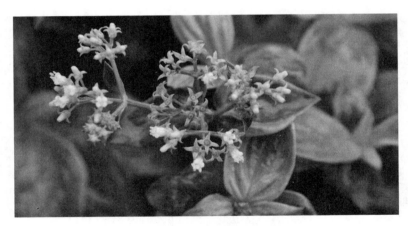

图 1　广花耳草

【药材性状】茎为圆柱形，直径为 0.2～2.6cm，表面灰黄色或灰黑色，纵皱纹明显。断面中心有髓，有时可见空洞。叶粗糙，表面有毛。腹面黄绿色，背面绿白色，背面叶脉明显。可见聚伞花序。气微，味淡。（图 2）

【药材粉末显微特征】粉末黄褐色。螺纹导管直径 20μm，木纤维成束或

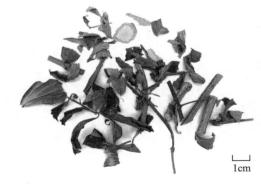

图 2　亚婆潮药材图

散在，直径 10 ～ 30μm，壁厚 3 ～ 5μm，纹孔斜缝状。草酸钙簇晶细小，直径 10 ～ 17μm，非腺毛圆锥形，由 4 ～ 6 个细胞组成。气孔平轴式。（图 3）

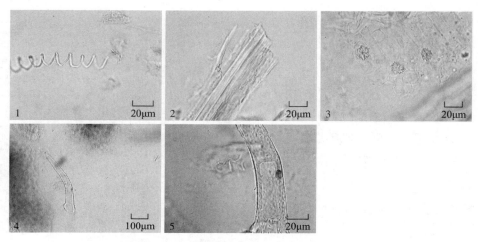

图 3　亚婆潮药材粉末显微特征图

1. 螺纹导管；2. 木纤维；3. 草酸钙簇晶；4. 非腺毛及平轴式气孔；5. 非腺毛

【采收加工】夏、秋季采收，晒干或鲜用。

【化学成分】主要含熊果酸、齐墩果酸、车叶草苷、玉叶金花苷酸甲酯、车叶草苷酸、鸡屎藤次苷等成分。

【性味功效】性温，味辛、苦。祛风除湿，续伤止痛。用于风湿痹痛，脚膝痿软，痛无定处，四肢拘挛，关节不利，肝肾不足所致的筋骨痿弱，下肢无力，跌打闪挫，金疮等。

崖姜
Yajiang

【别名】崖羌蕨、穿石剑、皇冠蕨等。

【基源】为水龙骨科连珠蕨属植物崖姜 *Pseudodrynaria coronans*（Wall. ex Mett.）Ching 的干燥带鳞叶的根茎。

【分布】分布于广东、海南、云南等地。

【植物形态】叶簇生，无柄。叶片矩圆状倒披针形，中部宽，向下部渐狭，但近基部又渐变阔而呈心形，中部以上深羽裂。中部以上的裂片以关节和叶轴相连。叶脉两面明显。网眼内藏于小脉。孢子囊群无盖。（图1）

【药材性状】圆柱形，黄棕色，表面密被鳞片，条状披针形，松软。鳞片脱落处为紫褐色，具大小不等的纵向沟脊及细小纹理。断面褐色，具类圆形点状分体中柱。气极微、味涩。（图2）

【药材粉末显微特征】粉末黄褐色。表皮细胞形态不规则，垂周壁"S"形弯曲；气孔不等式，副卫细胞4个。非腺毛星状分枝。螺纹和网纹管胞为主。纤维成束排列。孢子囊头部多细胞组成，近圆形，柄多细胞组成，成一行；孢子近椭圆形，黄色，表面有颗粒状突起。可见淀

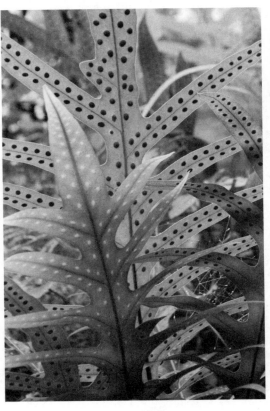

图1　崖姜

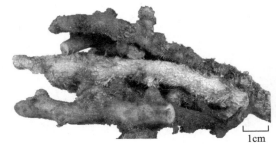

图2　崖姜药材图

粉粒，单粒或复粒，脐点条状。（图3）

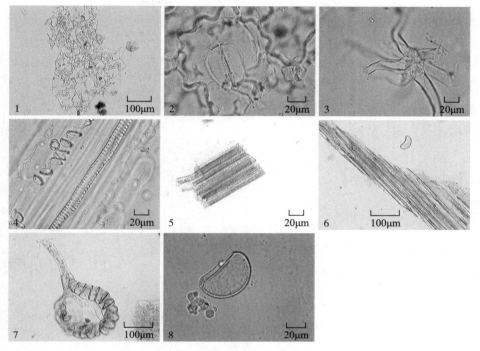

图3 崖姜药材粉末显微特征图

1. 表皮碎片及不等式气孔；2. 不等式气孔；3. 非腺毛；4. 螺纹管胞；

5. 网纹管胞；6. 孢子和纤维；7. 孢子囊；8. 孢子和淀粉粒

【采收加工】全年均可采挖，除去泥沙，干燥，或燎去毛状鳞片。

【化学成分】主要含柚皮苷、21- 何帕烯、9（11）羊齿烯、β- 谷甾醇、豆甾醇、菜油甾醇、环水龙骨甾醇乙酸酯、环鸦片甾烯醇乙酸酯、9,10- 环羊毛甾 -25- 烯醇 -3β- 乙酸酯及四环三萜类化合物。

【性味功效】性温，味苦。补肾强骨，活血止痛。用于肾虚腰痛，足膝痿弱，耳鸣耳聋，牙痛，久泄，遗尿，跌打骨折及斑秃。

洋金花
Yangjinhua

【别名】白曼陀罗、曼陀罗等。

【基源】为茄科曼陀罗属植物白花曼陀罗 *Datura metel* L. 的干燥花。

【分布】分布于我国华东、华中、华南、西南地区。

【植物形态】一年草本，高30～100cm。全株近无毛。茎直立，被短柔毛。叶互生，叶片多种形态。花单生，花梗被白色短柔毛。花萼筒状，先端5裂，萼筒基部宿存，果时增大呈盘状。花冠管漏斗状，上部扩大呈喇叭状，白色，具5棱，裂片5。雄蕊5，雌蕊1。蒴果圆球形外被疏短刺，种子多数。（图1）

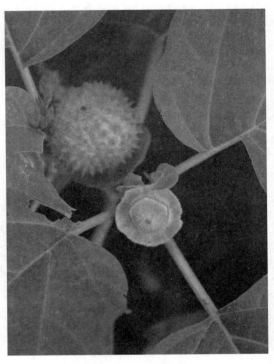

图1　白花曼陀罗

【药材性状】皱缩卷条状，长9～16cm，黄棕色。展平后，花冠上部喇叭状，先端5浅裂，表面有细长纵纹；雄蕊5枚，花丝下部紧贴花冠筒，线性花药扁平，长1～1.5cm。质脆易碎，气微臭，味辛、苦。（图2）

【药材粉末显微特征】粉末灰棕色或淡黄色。非腺毛星状分枝，1～5细胞，壁具疣状突起，有的非腺毛中间细胞缢缩。长腺毛头部单细胞，柄部2～6细胞。花粉粒类球形或扁球形，直径42～65μm，3孔沟不甚明显，表面具很多放射细

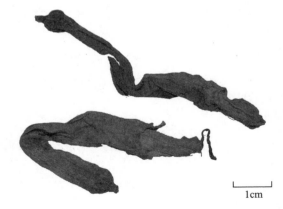

1cm

图2　洋金花药材图

条状纹饰。草酸钙砂晶、方晶及簇晶散在分布；可见螺纹和网纹导管。（图3）

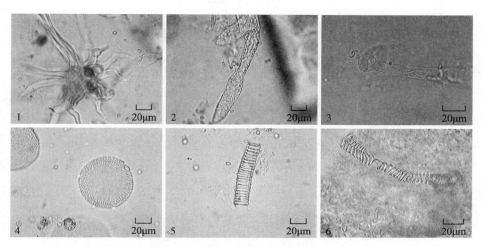

图3　洋金花药材粉末显微特征图

1，2.非腺毛；3.腺毛；4.花粉粒、草酸钙簇晶；5.网纹导管；6.螺纹导管

【采收加工】在7月下旬至8月下旬盛花期，于下午4～5时采摘、晒干；遇雨可于50～60℃温度下，烘4～6小时即干。

【化学成分】①生物碱：东莨菪碱、山莨菪碱、莨菪碱、阿托品、曼陀罗碱、曼陀罗素等。②酰胺类：主要含红古豆碱。③黄酮类：主要含山柰酚类和槲皮素类。④萜类：主要含倍半萜和二萜。

【性味功效】性温，味辛；有毒。平喘止咳，麻醉止痛，解痉止搐。用于哮喘咳嗽，脘腹冷痛，风湿痹痛，癫痫，惊风，外科麻醉。

野甘草
Yegancao

【别名】冰糖草、假甘草、土甘草、假枸杞等。

【基源】为车前科野甘草属植物野甘草 *Scoparia dulcis* L. 的全株。

【分布】主要分布于我国福建、广东、广西、云南、海南等地。

【植物形态】直立草本或灌木状，高达 1m。茎多分枝，枝有棱角及狭翅，无毛。叶对生或轮生，近无柄。叶片鞭状卵形，两面无毛。花梗细，无小苞片。萼齿 4，具睫毛。花冠小，白色，喉部生有密毛，花瓣和雄蕊 4，花柱挺直。蒴果。（图 1）

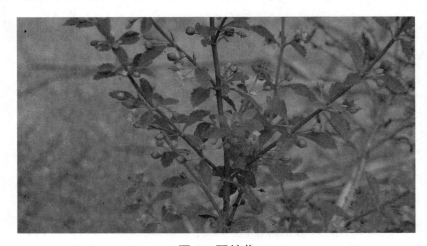

图 1　野甘草

【药材性状】主根圆锥形，黄棕色，常具须根。茎常分枝，老茎圆柱形，黄褐色；嫩茎表面具 6 条纵棱，质脆易折断，断面髓部中空。叶片常皱缩破碎，灰绿色，完整叶展平后菱状卵形或菱状披针形，叶缘具齿或细小缺刻，网状脉序，草质，两面无毛。花黄白色，偶见小球形蒴果，多开裂，种子极小粉状。气微，味甘。（图 2）

【药材粉末显微特征】粉末灰绿

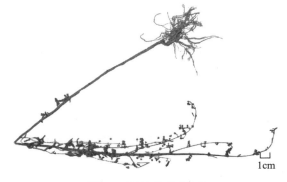

图 2　野甘草药材图

色。非腺毛多细胞组成，常弯曲。腺鳞成群存在，多细胞组成，近圆形。腺毛头部由 6～8 个细胞组成，柄由 5～6 个细胞组成。纤维成束排列，内含少量草酸钙方晶；草酸钙针晶密集分布，成束排列；草酸钙簇晶数目较多，棱角锐尖。石细胞近椭圆形，纹孔明显，胞腔较宽；螺纹导管。表皮细胞不规则，不定式气孔。（图 3）

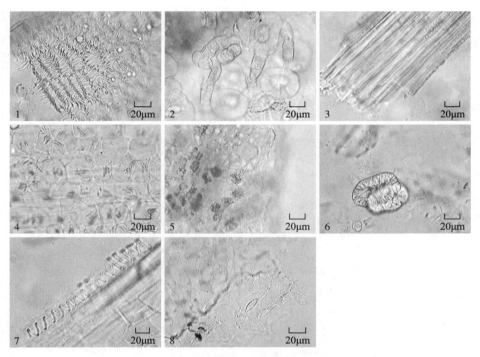

图 3　野甘草药材粉末显微特征图

1. 非腺毛；2. 腺毛和腺鳞；3. 木纤维和草酸钙方晶；4. 草酸钙针晶；5. 草酸钙簇晶；
6. 石细胞；7. 螺纹导管；8. 表皮细胞及不定式气孔

【采收加工】全年均可采，鲜用或晒干。

【化学成分】主要含无羁萜、β- 粘霉烯醇、α- 香树脂醇、白桦脂酸、野甘草属酸、苯并噁唑啉酮、5，7- 二羟基 -3′，4′，6，8- 四甲氧基黄酮、木犀草素、高山黄芩苷、刺槐素等成分。

【性味功效】性凉，味甘。疏风止咳，清热利湿。用于感冒发热，肺热咳嗽，咽喉肿痛，肠炎，痢疾，小便不利，脚气水肿，湿疹，痱子。

叶下珠
Yexiazhu

【别名】假油甘、潮汕、龙珠草、企枝叶下珠、碧凉草等。

【基源】为叶下珠科叶下珠属植物叶下珠 *Phyllanthus urinaria* L. 的带根全草。

【分布】分布于我国华南、西南、华中、华东等地。

【植物形态】一年生草本，高 10 ～ 60cm，茎常直立。枝具翅状纵棱，上部被纵列疏短柔毛。叶片纸质，因叶柄扭转而呈羽状排列。侧脉每边 4 ～ 5 条，托叶卵状披针形。花雌雄同株。雄花常仅上面 1 朵开花。萼片 6，雄蕊 3；雌花萼片 6，近相等；蒴果表面具小凸刺。（图 1）

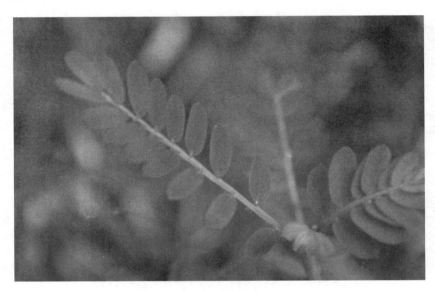

图 1　叶下珠

【药材性状】主根不发达，须根多数，浅灰棕色。茎直径 2 ～ 3mm，灰褐色，有纵皱，质脆易断，断面中空。灰绿色叶片常皱缩卷曲，易脱落。薄而小，展平后长椭圆形。有时可见带有三棱状扁球形黄棕色果实，有鳞状凸起，常 6 纵裂。气微香，味微苦。（图 2）

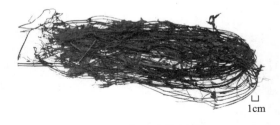

1cm

图 2　叶下珠药材图

【药材粉末显微特征】粉末黄绿色。非腺毛 3 ~ 5 细胞组成，圆锥形，有的壁上具疣突；草酸钙簇晶众多，直径 13 ~ 20μm，棱角较钝；螺纹导管为主；木纤维多成束，长 500 ~ 900μm，直径 13 ~ 20μm。壁稍厚，木化。表皮细胞壁角质层突起，垂周壁波状弯曲，各细胞壁间网状相连，气孔多为平轴式。（图 3）

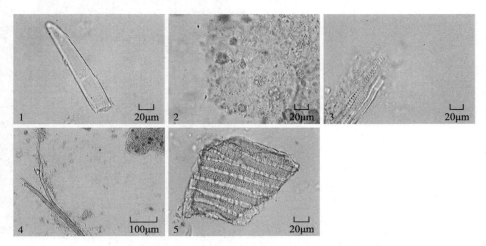

图 3　叶下珠药材粉末显微特征图

1. 非腺毛；2. 草酸钙簇晶；3. 螺纹导管；4. 纤维及平轴式气孔；5. 表皮细胞

【采收加工】夏、秋季采收，去杂质，鲜用或晒干。

【化学成分】主要含亚油酸甲醇、豆甾醇、没食子酸、山柰酚、木犀草素、槲皮素、原儿茶酸、5- 羟甲基 -2- 呋喃甲醛、鞣花酸、芦丁、新橙皮苷等成分。

【性味功效】性凉，味微苦。清热解毒，利水消肿，明目，消积。用于痢疾，泄泻，黄疸，水肿，热淋，石淋，目赤，夜盲，疳积，痈肿，毒蛇咬伤。

益母草
Yimucao

【别名】益母、茺蔚、益明、大札、臭秽、贞蔚、苦低草、郁臭草、土质汗。

【来源】为唇形科益母草属植物益母草 *Leonurus japonicus* Houtt. 的新鲜或干燥地上部分。

【分布】生于田埂、路旁、溪边或山坡草地，尤以向阳地带为多，生长地可达海拔 3000m 以上。全国大部地区均有分布。

【植物形态】一年或二年生草本。茎直立，方形。叶对生；叶形多种，叶两面均被短柔毛。轮伞花序；花萼钟形；花冠唇形，上唇长圆形，全缘，下唇 3 裂，中央裂片较大，花冠外被长绒毛，尤以上唇为甚；雄蕊 4，2 强；小坚果。（图 1）

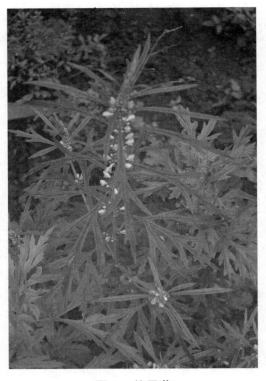

图 1　益母草

【药材性状】黄绿色，茎方形，具纵沟，密被茸毛。质轻而韧，断面中心白色髓部发达。叶常皱缩破碎，边缘锯齿稀疏，腹面深绿色，背面色较浅，两面均被细毛；质薄而脆。有时可见紫红色皱缩小花或小坚果。气微，味甘、微苦。（图 2）

【药材粉末显微特征】粉末黄绿色。表皮厚壁细胞形态不规则，垂周壁波状弯曲。非腺毛多见，圆锥状弯曲，由多个细胞组成，壁上具疣突，常碎断。腺毛头部

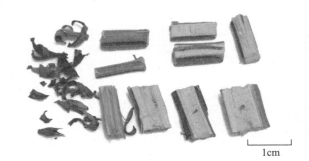

图 2　益母草药材图

近圆形,1～4细胞组成,柄多单细胞。腺鳞头部8细胞,近圆形。螺纹导管为主;木纤维成束排列,较短,两端钝尖;石细胞孔沟显著;气孔不定式。(图3)

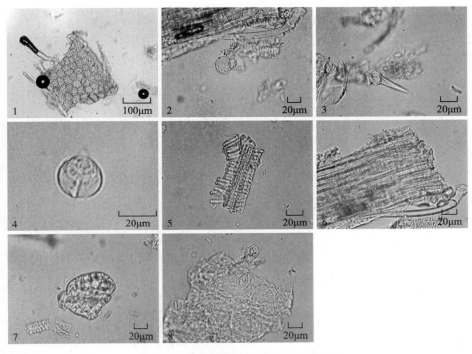

图3 益母草药材粉末显微特征图

1.表皮厚壁细胞; 2.非腺毛和腺毛; 3.腺毛; 4.腺鳞; 5.螺纹导管; 6.纤维;
7.石细胞; 8.气孔

【采收加工】鲜品:春季幼苗期至初夏花前期采割;干品:夏季茎叶茂盛、花未开或初开时采割,晒干,或切段晒干。

【化学成分】主要含益母草碱、水苏碱、前西班牙夏罗草酮、西班牙夏罗草酮、鼬瓣花二萜、前益母草二萜及益母草二萜。

【性味功效】性微寒,味苦、辛。活血调经,利尿消肿,清热解毒。用于月经不调,痛经经闭,恶露不尽,水肿尿少,疮疡肿毒。

益智
Yizhi

【别名】摘艼子、益智子、益智仁等。

【基源】为姜科山姜属植物益智 *Alpinia oxyphylla* Miq. 的干燥成熟果实。

【分布】主要分布于海南省中部山区，此外，广东雷州半岛、广西、云南、福建等地也有分布。

【植物形态】株高可达3m。茎丛生；根茎短，叶片披针形，总状花序在花蕾时全部包藏于一帽状总苞片中，唇瓣倒卵形，粉白色而具红色脉纹，蒴果鲜时球形，干时纺锤形，种子不规则扁圆形，被淡黄色假种皮。（图1）

【药材性状】椭圆形，两端稍尖，长1.2～2cm，直径1～1.3cm。表面棕色或灰棕色，具13～20条纵向凹凸不平的突起棱线，顶端和基部分别有花被和果梗残基。果皮较薄稍韧，紧贴种子。中有隔膜将种

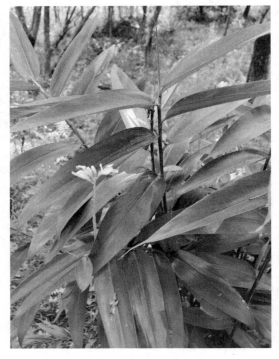

图1　益智

子团分为3瓣，每瓣有种子6～11粒。种子为不规则扁圆形，直径约3mm，表面灰褐色，外被淡棕色膜质假种皮；质硬。有特异香气，味辛、微苦。（图2）

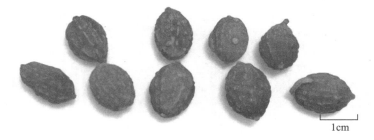

1cm

图2　益智药材图

【药材粉末显微特征】粉末淡棕色或棕红色。果皮表皮细胞表面观呈细长条形，淡黄色或黄棕色，末端渐尖或钝圆，直径9～27μm。螺纹导管为主；石细胞壁纹孔明显，胞腔较宽；色素层细胞红棕色或深棕色。细胞皱缩，界限不清，含红棕色或深棕色物，常碎裂成不规则色素块。可见散列的无色或淡黄色类圆形油细胞。内种皮细胞类圆多角形，淡黄色或棕色。胚乳细胞椭圆形。（图3）

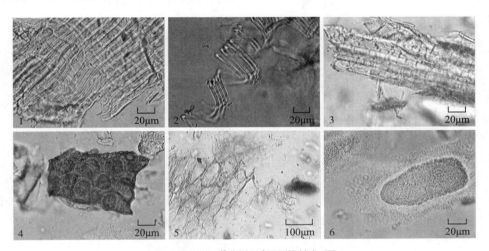

图3　益智药材粉末显微特征图

1. 果皮表皮细胞；2. 螺纹导管；3. 石细胞；4. 油室细胞和色素层；
5. 内种皮细胞；6. 胚乳细胞

【采收加工】5～6月间当果实呈淡黄色，种子呈棕褐色，具辛辣味，果皮茸毛减少时，剪下果柄。将采收的果实，充分晒干，若遇阴雨天，宜及时用低温（一般不宜超过40℃）烘干。

【化学成分】①黄酮类：杨芽黄酮、白杨素等。②庚烷类：益智酮甲、益智酮乙、益智新醇等。③萜类：香橙烯、圆柚酮等。④挥发油：聚伞花烃香橙烯、香橙烯、芳樟醇、α-蒎烯等。

【性味功效】性温，味辛。暖肾固精缩尿，温脾止泻摄唾。用于肾虚遗尿，小便频数，遗精白浊，脾寒泄泻，腹中冷痛，口多唾涎。

薏苡仁
Yiyiren

【别名】米仁、六谷、川谷、菩提子等。

【基源】为禾本科薏苡属植物薏苡 Coix *lacryma-jobi* L. 的干燥成熟种仁。

【分布】分布于广东、海南、贵州、福建、河北、辽宁等地。

【植物形态】一年生草本。秆直立。叶鞘光滑，叶舌质硬。叶片线状披针形。总状花序，雌小穗外包以念珠状总苞。雄蕊 3 枚，退化，微小。雌蕊柱头分离，伸出总苞。雄小穗常 3 个着生于一节。每小花 3 个雄蕊；颖果。（图 1）

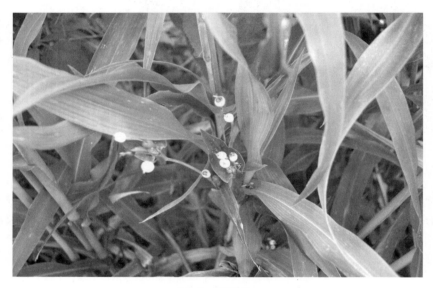

图 1　薏苡仁

【药材性状】宽卵形或长椭圆形，长 4～8mm，宽 3～6mm。表面乳白色，光滑，偶见残存黄褐色种皮。一端钝圆，另端较宽而微凹，有 1 淡棕色点状种脐。背面圆凸，腹面有 1 条宽而深的棕黄色纵沟。质坚实，断面白色，富于粉性。气微，味微甜。（图 2）

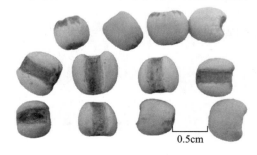

0.5cm

图 2　薏苡仁药材图

【药材粉末显微特征】粉末类白色。

外种皮细胞多角形，垂周壁加厚不均匀，波状弯曲，有的显著增厚。淀粉粒单粒为主，次为复粒，类圆形或多角形，较小，直径 5 ～ 26μm；脐点裂隙状、飞鸟状或十字状；有时淀粉粒成团存在。（图 3）

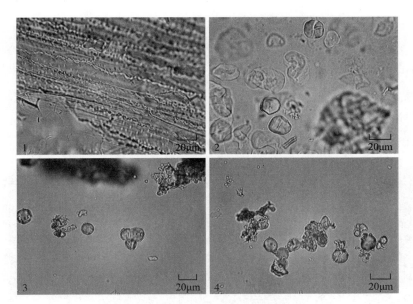

图 3　薏苡仁药材粉末显微特征图

1.种皮表皮碎片；2.淀粉粒（单粒）；3.淀粉粒（复粒）；4.淀粉粒团块

【采收加工】于 11 ～ 12 月间采收。晒干，打下果实，再晒干，除去外壳、黄褐色种皮及杂质。

【化学成分】主要有脂肪酸及其脂类、糖类、甾醇类、生物碱类、三萜类、蛋白质和氨基酸等成分。甾醇类有阿魏酰豆甾醇、豆甾醇等；生物碱有四氢哈尔明碱的衍生物。

【性味功效】性凉，味甘、淡。利水渗湿，健脾止泻，解毒散结。常用于水肿，脚气，小便不利，脾虚泄泻，湿痹拘挛，肺痈，肠痈，赘疣，癌肿。

鱼腥草
Yuxingcao

【别名】折耳根、侧耳根、猪鼻孔等。

【基源】为三白草科蕺菜属蕺菜 *Houttuynia cordata* Thunb. 的干燥地上部分。

【分布】主要分布于我国中部、东南至西南部、华南各省区。

【植物形态】草本植物，有异味。叶片心形，托叶下部与叶柄合生成鞘状。穗状花序在枝顶端与叶互生，花小，两性，总苞片白色，花丝下部与子房合生，子房上位。蒴果卵圆形。花期、果期 5 ～ 10 月。（图 1）

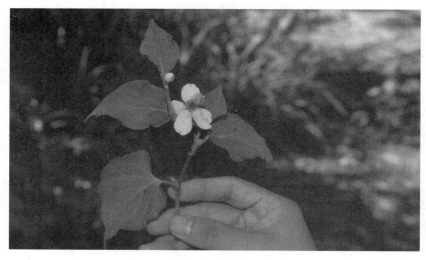

图 1　蕺菜

【药材性状】干燥的全草皱缩。茎扁圆柱形，扭曲，直径 0.2 ～ 0.3cm，有数条纵棱，质脆易折断；叶互生，叶片常卷曲皱缩，展平后为心形，长 3 ～ 5cm，宽 3 ～ 4.5cm；先端渐尖，全缘；腹面暗黄绿色，背面灰绿色或灰白色；叶柄细长，基部与托叶合生为鞘状。有时可见穗状花序。揉搓有鱼腥气，味微涩。（图 2）

【药材粉末显微特征】粉末黄绿色。表皮细胞多角形，有较密的波状纹

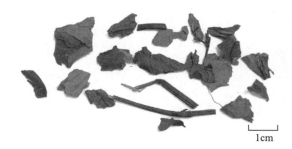

图 2　鱼腥草药材图

理，气孔不定式，副卫细胞 4～5 个；非腺毛 2～4 个细胞，表面有条状纹理；腺毛 3～4 个细胞，内含淡棕色物，顶端细胞常已无分泌物，或皱缩；草酸钙簇晶散在，小；有油细胞和螺纹导管；单粒淀粉，类球形或椭圆形，大者脐点隐约可见，裂缝状。（图 3）

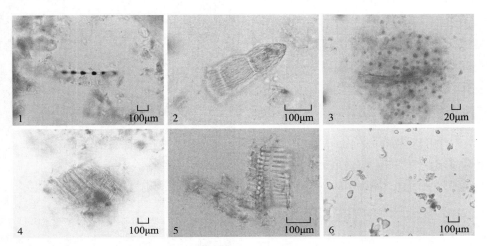

图 3　鱼腥草药材粉末显微特征图

1. 多细胞非腺毛及 2 细胞腺鳞；2. 腺毛；3. 草酸钙簇晶；4. 螺纹导管和油细胞；
5. 网纹导管；6. 淀粉粒

【采收加工】夏季茎叶茂盛、花穗多时采割，除去杂质，晒干。

【化学成分】主要含癸酰乙醛、月桂醛、α- 蒎烯、芳樟醇、樟烯、乙酸龙脑酯、丁香烯、阿福苷、金丝桃苷、芦丁、绿原酸、β- 谷甾醇、硬脂酸、油酸、亚油酸等成分。

【性味功效】性微寒，味辛。清热解毒，消痈排脓，利尿通淋。用于肺痈吐脓，痰热喘咳，热痢，热淋，痈肿疮毒。

玉龙鞭
Yulongbian

【别名】假败酱、倒团蛇、大种马鞭草、大蓝草等。

【基源】为马鞭草科假马鞭属植物假马鞭 *Stachytarpheta jamaicensis*（L.）Vahl 的干燥全草。

【分布】分布于我国福建、广东、广西、海南和云南等地。

【植物形态】多年生粗壮草本，幼枝近四方形。叶片厚纸质，椭圆形；叶柄长 1～3cm。穗状花序顶生；花单生于苞腋内；花冠深蓝紫色，内面上部有毛，顶端5裂；雄蕊2；果内藏于膜质的花萼内，成熟后2瓣裂，每瓣种子1个。（图1）

【药材性状】根粗，灰白色，须根多。淡棕色至棕褐色茎圆柱形，稍扁，基部

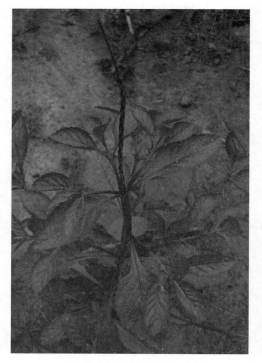

图1 假马鞭

木质化，表面有细密纵沟纹。叶常皱缩易碎，完整者展平后呈椭圆形或卵状椭圆形，长2～8cm，宽3～4cm，边缘齿状，腹面暗褐色，背面灰黄色；叶柄长约2cm。茎端常有鞭状穗状花序，长4～20cm。气微，味甘、苦。（图2）

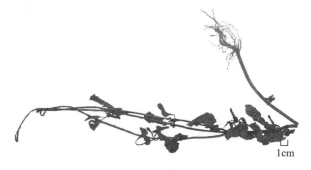

1cm

图2 玉龙鞭药材图

【药材粉末显微特征】粉末墨绿色。下表皮细胞垂周壁弯曲，气孔多为直轴式，少不等式。非腺毛由 1 ～ 5 个细胞组成，表面可见疣状突起，多碎断，顶端一个细胞细长且尖。腺毛头部扁球形，柄单细胞，极短，长 6.6 ～ 10μm；另外，还可见大量的星形分枝乳头状腺毛。纤维平直；草酸钙方晶常见；多为螺纹导管、具缘纹孔导管。（图 3 ）

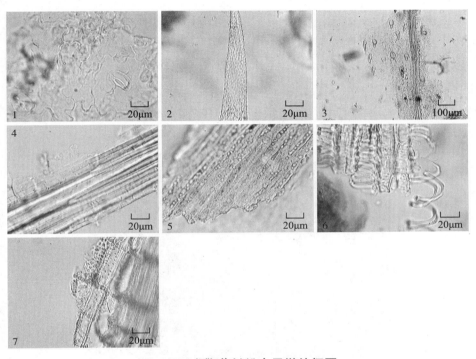

图 3　玉龙鞭药材粉末显微特征图

1. 表皮细胞及直轴式气孔；2. 非腺毛；3. 腺毛；4. 纤维；5. 草酸钙方晶；
6. 螺纹导管；7. 具缘纹孔导管

【采收加工】夏季采收，洗净，鲜用或晒干。

【化学成分】全草含马鞭草苷、苦杏仁酶、鞣质、熊果酸、蒿黄素等。叶含马鞭草新苷、腺苷、β- 胡萝卜素。根和茎含水苏糖。

【性味功效】性平，味辛、苦。清热解毒，利水通淋。用于尿路结石，尿路感染、风湿筋骨痛、喉炎，急性结膜炎，痈疖肿痛等。

猪笼草
Zhulongcao

【别名】猴水瓶、猴子埕、猪仔笼、雷公壶等。

【基源】为猪笼草科猪笼草属植物猪笼草 *Nepenthes mirabilis*（Lour.）Druce 的茎叶。

【分布】多生于向阳的潮湿地带。分布于我国广东、海南、广西等地。

【植物形态】食虫草本，高 1.5m。叶片椭圆状矩圆形，长 9～20cm，上面无毛，下面沿中脉附近被蛛丝状柔毛，侧脉 6 对近平行。卷须长 2～16cm。食虫囊近圆筒状，盖近圆形，有 2 纵棱，棱上常生缘毛。叶柄半抱茎。花红紫色，雌雄异株。总状花序。子房 4 室，蒴果，种子丝状。（图 1）

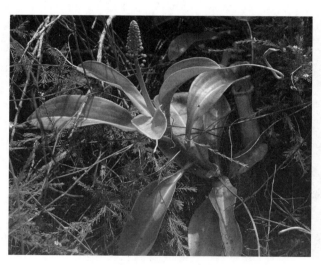

图 1　猪笼草

【药材性状】干燥的茎叶卷曲，主要部分为叶先端之囊状体。茎圆柱形，红棕色，易折断。叶片纸质，常破碎；长圆形或披针形；腹面灰褐色，叶脉清晰，背面暗棕色；主脉凸出延长成卷须，约与叶等长。外表皱缩，内表面红棕色，平滑，密布腺点；囊的底部常残存昆虫尸体碎片。有时可见裂开果实。（图 2）

【药材粉末显微特征】粉末黄褐色。表皮细胞呈不规则形，垂周壁弓形至浅波浪状；气孔平轴式或不定式，后者副卫细胞 4～6 个。腺鳞下陷，近圆形。非腺毛可见，常碎片；草酸钙簇晶数目较多，棱角常钝。螺纹导管和网孔导管；纤维常

成束排列，两端略尖；石细胞胞腔较大，纹孔较多。（图3）

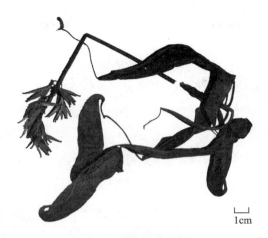

图2　猪笼草药材图

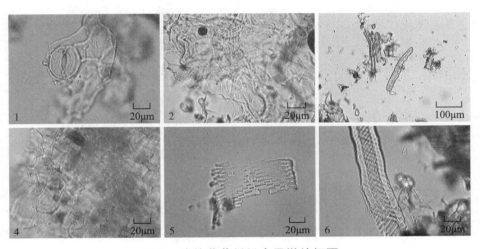

图3　猪笼草药材粉末显微特征图

1.表皮细胞及气孔；2.腺鳞；3.非腺毛碎片和石细胞；4.草酸钙簇晶；

5.具缘纹孔导管；6.螺纹导管

【采收加工】秋季采收，切段晒干。

【化学成分】全草含黄酮苷类、酚类、氨基酸类、糖类、蒽醌苷类。

【性味功效】性凉，味甘、淡。润肺止咳，清热利湿，解毒消肿，排石。用于肺燥咳血，感冒咳嗽，百日咳，黄疸，痢疾，尿路结石，胃及十二指肠溃疡，高血压，糖尿病，疮疡痈肿。

紫茉莉
Zimoli

【别名】胭脂花、粉豆花、夜饭花、状元花等。

【基源】为紫茉莉科紫茉莉属植物紫茉莉 *Mirabilis jalapa* L. 的干燥根。

【分布】分布于我国海南、广东、陕西、甘肃、云南、四川、西藏等地。

【植物形态】一年生或多年生草本，高 30 ～ 90cm。根粗壮。茎直立，全体密被腺毛。叶对生，有柄。叶片线形或卵状心形，上面密生微毛，边缘波状。圆锥花序，具花 1 朵，花被筒状，喇叭状。雄蕊 4，子房上位，1 心皮 1 室。瘦果。（图 1）

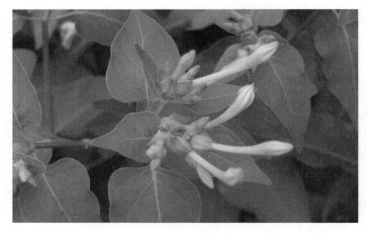

图 1　紫茉莉

【药材性状】长圆锥形，偶见压扁或支根，长 5 ～ 10cm，直径 1.5 ～ 5cm。表面灰黄色，可见纵皱纹及须根痕。顶端具茎痕。质地坚硬，不易折断，断面不平坦，可见环纹。无臭，味淡，有刺喉感。（图 2）

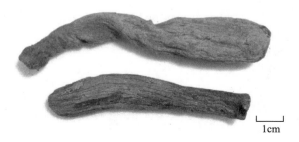

1cm

图 2　紫茉莉药材图

【药材粉末显微特征】粉末灰白色。细胞壁木栓细胞黄色，细胞壁条纹状凸起，脊纹明显，垂周壁较平直。螺纹或网纹导管，直径 25 ～ 35μm。草酸钙针晶多见，长 12 ～ 130μm。（图 3）

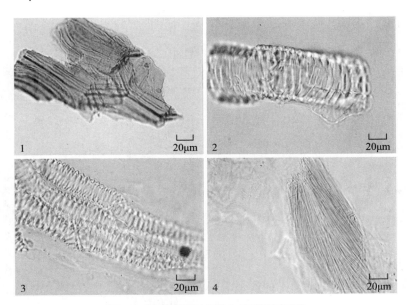

图 3　紫茉莉药材粉末显微特征图

1. 木栓细胞；2. 网纹导管；3. 螺纹导管；4. 草酸钙针晶束

【采收加工】秋、冬季挖取块根，洗净泥沙等杂质，晒干备用。

【化学成分】含蛋白质、豆甾醇、β- 谷甾醇、萜类、大黄酚等生物活性成分，还含氨基酸、脂肪酸、淀粉等营养成分。

【性味功效】性微寒，味甘、淡。清热利湿，解毒活血。用于热淋，白浊，水肿，赤白带下，关节肿痛，痈疮肿毒，乳痈，跌打损伤。

紫苏叶
Zisuye

【别名】赤苏、红苏、红紫苏、皱紫苏等。

【基源】为唇形科紫苏属植物紫苏 *Perilla frutescens*（L.）Britt. 的带枝嫩叶。

【分布】主要分布于华东、华中、华北、华南等地。

【植物形态】一年生草本，高60～90cm，上部有白色长柔毛。叶对生，叶片边缘有粗锯齿，两面紫红色或淡红色，有腺点。轮伞花序；苞片卵形；花萼钟状，外有柔毛及腺点；花冠筒内有环毛，二唇形；雄蕊4。小坚果有网纹。（图1）

【药材性状】茎方形，四棱钝圆，直径0.5～1.5cm。表面紫棕色或暗紫色，四面具纵沟及细纵纹，节膨大。体轻，质硬，断面不平坦。叶常皱缩卷曲，破碎，完整叶展平后卵圆形，长6～15cm，宽3～12cm，被疏柔毛；叶柄密被白色毛茸。质脆，气清香，味微辛。（图2）

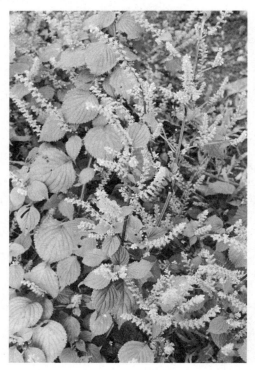

图1 紫苏

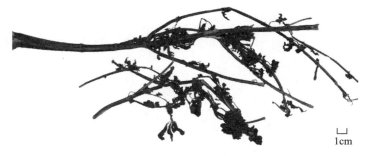

1cm

图2 紫苏叶药材图

【药材粉末显微特征】粉末灰绿色。表皮细胞不规则形或类长方形，垂周壁略波状弯曲。非腺毛圆锥形，4～7细胞，表面具疣状突起，有时可见中部缢缩。腺毛头部多2细胞，直径17～36μm，柄成一列排列，有时缢缩。腺鳞近圆形，多细胞组成，内含黄色物质。螺纹导管和具缘纹孔导管。纤维成束排列，两端尖。（图3）

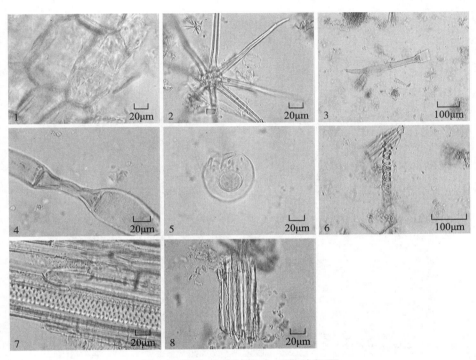

图3　紫苏叶药材粉末显微特征图

1.表皮细胞；2，3.非腺毛；4.腺毛；5.腺鳞；6.螺纹导管；7.具缘纹孔导管；8.纤维

【采收加工】夏季枝叶茂盛时采收，除去杂质，晒干。

【化学成分】①酚酸类：咖啡酸、迷迭香酸。②苷类：紫苏宁、黄芩苷、天竺葵苷等。③三萜类：熊果酸、香树脂醇、齐墩果酸等。

【性味功效】性温，味辛。解表散寒，行气和胃。用于风寒感冒，咳嗽呕恶，妊娠呕吐，鱼蟹中毒。

紫珠叶
Zizhuye

【别名】紫珠草、止血草。

【基源】为唇形科紫珠属植物杜虹花 *Callicarpa formosana* Rolfe 的干燥叶。

【分布】生于山地、林间。分布于我国南部地区。

【植物形态】落叶灌木，小枝、叶片和叶柄被黄褐色星毛。叶对生，侧脉 8～12 对，边缘有齿牙及细锯齿。复聚伞花序腋生，花 4 基数，萼 4 裂，萼及柄均被星毛。花冠短筒状紫色，无毛。雄蕊和子房 4，雌蕊 1。小核果，紫红色。（图 1）

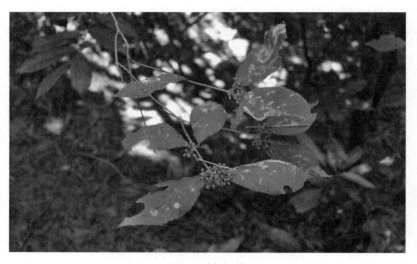

图 1 杜虹花

【药材性状】叶常皱缩卷曲，有的破碎。完整叶片展平后卵状椭圆形，长 4～19cm，宽 2.5～5cm；边缘具细锯齿，腹面灰绿色或棕绿色，背面淡绿色或淡棕绿色，被棕黄色分枝茸毛，主脉和侧脉突出；茎圆柱形，背灰白色茸毛，有时可见细小白色点状的皮孔。气微，味微苦涩。（图 2）

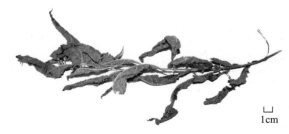

1cm

图 2 紫珠叶药材图

【药材粉末显微特征】粉末淡黄棕色。非腺毛常为叠生星状毛，常碎断，壁厚可达 16μm。腺鳞头部 6 ~ 11 细胞，扁球形，柄细胞极短。腺毛偶见。草酸钙簇晶散在分布。网纹导管。（图 3）

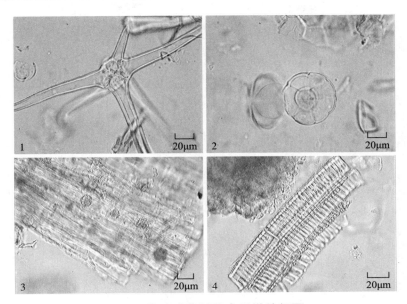

图 3 紫珠叶药材粉末显微特征图

1.非腺毛；2.腺鳞；3.草酸钙簇晶；4.网纹导管

【采收加工】夏、秋季采收成熟叶及嫩茎，鲜用或晒干研末。

【化学成分】含黄酮类、缩合鞣质；尚含中性树脂、糖类、羟基化合物及镁盐、钙盐、铁盐。

【性味功效】性凉，味苦、涩。收敛止血，清热解毒。用于咯血，吐血，衄血，牙龈出血，尿血，便血，皮肤紫癜，外伤出血，痈疽肿毒，毒蛇咬伤，烧伤。